解剖生理から検査・治療・看護まで

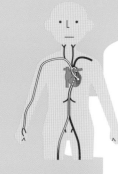

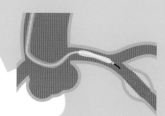

やさしくわかる

心臓カテーテル

第2版

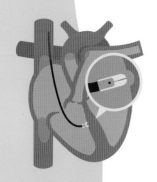

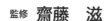

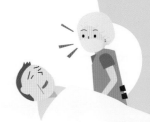

監修 **齋藤 滋**

編集 **高橋佐枝子 島袋朋子**

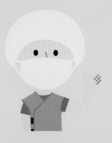

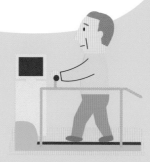

照林社

心臓カテーテルの仕事を楽しんで学びましょう

　湘南鎌倉総合病院は1988年11月に開院し、12月より心臓カテーテルを開始しました。それから32年間にわたり皆で行ってきた心臓カテーテル総数は、13万例近くに及びます。今あなたの目の前にあるこの本は、患者さんを通して私たちが学んできた知識と経験を今と次に伝えるべく書き上げたものです。

　この本のページを開かれたあなたは、きっと知識欲旺盛な方でしょう。もしもあなたが心臓カテーテル室で働かれるならば、いやが応でも、あなたの貴重な人生の一部をその中で過ごすことになります。そればかりか、患者さんご自身、そのご家族、そしてあなたと一緒に働く人々すべての人生が、ぎりぎりの状況の中で交差する緊張した時空を一緒に過ごすことになります。そうです、この本は、カテ室で生きる皆の人生が交差する入り口なのです。

　僕自身は、1976年に初めて心臓カテーテル検査を行ってから、すでに44年間、つまり人生の大半をカテ室内で過ごしてきました。その間には悲しいとき、つらいとき、自分を責めるときも数多くありました。しかし、それでも僕はこの部屋を去ることはありませんでした。なぜでしょうか？　それはもちろん、この空間で生きることが楽しく、そして自分の人生を生きがいのあるものにするために必要だからでした。ときにはつらいかもしれないカテ室業務も、喜びと興味をもって仕事をすれば、こんなにスリリングでやり甲斐のある楽しい仕事はありません。そればかりか、あなたの素晴らしい働きの結果、患者さんの人生に対して、とてもよいことを成し遂げることができるのです。

　心臓カテーテルは当初、先天性心疾患に対して始まり、やがて冠動脈疾患の診断法として発展してきましたが、その後、経皮的冠動脈インターベンションや重症下肢虚血に対する血管内治療など、治療のためのカテーテル手技が主体となっていきました。さらには、対象疾患が虚血性疾患のみならず、不整脈に対する治療、あるいは経カテーテル大動脈弁留置術（TAVI）や経皮的僧帽弁接合不全修復システム（MitraClip）に代表される弁膜症に対する治療、あるいは経皮的左心耳閉鎖術（LAAO）といった新しい予防的治療法にも適用されるようになりました。驚くべきことに、これらの目覚ましい変化は、僕がこのカテ室で過ごした44年間にすべて起こってきたことなのです。

　このように目まぐるしいスピードで進化しているカテ室での業務に精力的についていくには、あなたの努力が必要です。最初はつらいかもしれない努力は、楽しみながら行うと苦痛ではなくなります。この本は、鎌倉での32年間にわたる僕の仲間皆の叡智が含まれた書籍です。皆で楽しみながらこの本を作り上げました。どうぞあなたも楽しみながら、たくさん勉強してください。

2020年9月

湘南鎌倉総合病院 心臓センター 循環器科 主任部長・総長

齋藤　滋

改訂にあたって

　『やさしくわかる心臓カテーテル』の初版が発刊されてから、6年がたちました。6年の間に新しい穿刺方法や止血方法、治療方法やデバイスなどが増え、医療は常に進化していることを感じます。

　心臓カテーテル室では多種多様な検査・治療が行われるため、業務では不安と緊張でいっぱいになるかもしれません。特に看護師はデバイス関連の知識が弱く、わかりにくい手技もたくさんあるのではないでしょうか。この本では、治療やデバイスに関して先生方に詳しく説明していただきました。この1冊で手技の進行が理解できれば、安心して従事できると思います。

　私自身、心臓カテーテル室に勤務するようになって20年を超えましたが、常に初心を忘れないよう心掛けてきました。心臓カテーテル室では「安全に安楽に、そしてスムーズに検査・治療が受けられる」ということを目標に業務に従事しています。

　看護師として、記録や処置対応などの業務はありますが、やはり、患者さんの気持ちを第一に考えています。患者さんにとって安楽な体位とはどんなものか？　それは術者にとって手技の妨げにならないか？　今回も、カテナースで実際に体験しながら、工夫を重ねました。看護も医療と同様に、新しいことにチャレンジしていかなければなりません。

　今回は改訂版としてとりあげる範囲を広げ、より詳しく解説しています。最近では遠位橈骨動脈穿刺が増えており、止血方法については、当院でも試行錯誤し、トライアルをして決めました。抑えすぎてもいけないし、出血してはいけないし、決まりというものはないと考えます。もともと患者さんは個々に血圧も違います。出血しないで患者さんの圧迫の苦痛も少ないように、という基本は理解したうえで、臨機応変に対応していただくとよいでしょう。

　皆さまがこの本で心臓カテーテルの疑問を解決して自信をつけ、よりよい医療・看護のためお役立ていただけたらうれしいです。

2020年9月

湘南鎌倉総合病院 看護部 副看護部長
心臓センター インターベンションエキスパートナース
島袋朋子

CONTENTS

心臓カテーテルの 基礎知識

Part 1 心臓カテーテル検査

Part 2 心臓カテーテル治療

Part 3 合併症のアセスメントと対応

Part 4 心臓カテーテル看護

Part 5 検査・治療で使用する主なデバイス

●本書で紹介している検査・治療・ケア方法などは、著者が臨床例をもとに展開しています。実践により得られた方法を普遍化すべく努力しておりますが、万一本書の記載内容によって不測の事故等が起こった場合、著者、出版社はその責を負いかねますことをご了承ください。
●本書掲載の写真は、臨床例のなかから患者ご本人・ご家族の同意を得て使用しています。
●本書に記載している薬剤・材料・機器等の選択・使用方法については、各種添付文書・取扱説明書・学会ガイドライン等をもとにした2020年8月現在のものです。使用にあたっては、個々の最新の添付文書等を参照し、特に薬剤の適応・用量等は常にご確認ください。

装丁：熊アート　本文デザイン：熊アート
本文イラスト：キシダサトコ　DTP製作：株式会社明昌堂

本書の特徴と使い方

基礎知識

略語・解剖・全体像・指標 など

心臓カテーテルに関する基本が確認できます。

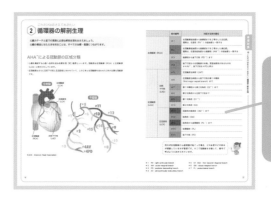

本書全体に出てくる基本的な用語です。わからないものだけ確認してもOK！

Part 1,2,3,5

検査・治療
合併症・デバイス

〜つながる〜 →

Part 4

看護

手技の流れや写真など詳細が確認できます。

検査・治療の流れに沿って看護のポイントが学べます。

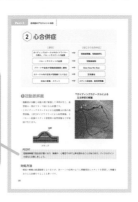

POINT

治療や看護において注意すべきPOINTです。

Check!

実践でよく出合うため、Checkしておきたい内容です。

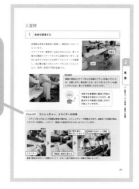

各ページの要素

Memo

本文で出てくる用語の意味を解説しています。わからない用語は参照してください。

Column!

本文で示したポイントの背景を、より詳しく解説しています。患者さんへの説明などにも活用できます。

プラスα

最新の治療法など、プラスして知っておくとよい内容を解説しています。チーム医療に活用できます。

編著者一覧

●監修

齋藤　滋　　　湘南鎌倉総合病院 心臓センター 循環器科 主任部長・総長

●編集

高橋佐枝子　　湘南鎌倉総合病院 心臓センター 循環器科 部長・副院長

島袋朋子　　　湘南鎌倉総合病院 看護部 副看護部長

　　　　　　　心臓センター インターベンションエキスパートナース

●執筆（執筆順）

田中　穣　　　湘南鎌倉総合病院 循環器科 部長

高橋佐枝子　　湘南鎌倉総合病院 心臓センター 循環器科 部長・副院長

江本昌臣　　　湘南鎌倉総合病院 放射線科 副技師長

満岡宏介　　　湘南鎌倉総合病院 臨床工学科

山中　太　　　湘南鎌倉総合病院 循環器科 部長

水野真吾　　　湘南鎌倉総合病院 循環器科 部長

宍戸晃基　　　湘南鎌倉総合病院 循環器科 医長

飛田一樹　　　湘南鎌倉総合病院 循環器科 医長

村上正人　　　湘南鎌倉総合病院 循環器科 部長

島袋朋子　　　湘南鎌倉総合病院 看護部 副看護部長

　　　　　　　心臓センター インターベンションエキスパートナース

熊田美華　　　湘南鎌倉総合病院 看護部 心臓センター

齋藤　滋　　　湘南鎌倉総合病院 心臓センター 循環器科 主任部長・総長

心臓カテーテルの
基 礎 知 識

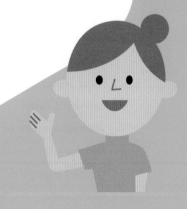

① 心臓カテーテル検査・治療で頻出する略語

カテーテル室では略語の使用が少なくありません。検査・治療中は医師らと正確にコミュニケーションをとれることが重要です。ここでは心臓カテーテル検査・治療の現場で用いられる最低限必要な略語を示します。

略語	フルスペル	和訳
ABI	ankle brachial index	足関節上腕血圧比
AC	abrupt closure	急性冠閉塞
ACS	acute coronary syndrome	急性冠症候群
ACT	activated clotting time	活性化凝固時間
AF	atrial fibrillation	心房細動
AMI	acute myocardial infarction	急性心筋梗塞
AP	angina pectoris	狭心症
AR	aortic regurgitation	大動脈弁閉鎖不全症
AS	aortic [valve] stenosis	大動脈弁狭窄症
ASD	atrial septal defect	心房中隔欠損
AVR	aortic valve replacement	大動脈弁置換術
CABG	coronary artery bypass grafting	冠動脈バイパス術
CAG	coronary angiography	冠動脈造影
CI	cardiac index	心係数
CO	cardiac output	心拍出量
CRT	cardiac resynchronization therapy	心臓再同期療法
CRT-D	cardiac resynchronization therapy defibrillator	両心室ペーシング機能付植込み型除細動器
CTO	chronic total occlusion	慢性完全閉塞
DAPT	dual-antiplatelet therapy	抗血小板薬2剤併用療法
DC	direct current defibrillation	直流除細動
DES	drug eluting stent	薬剤溶出性ステント
DOAC	direct oral anticoagulant	直接経口抗凝固薬
EF	ejection fraction	心駆出率
EPS	electrophysiologic(al) study	電気生理学的検査
EVT	endovascular therapy	血管内治療
FFR	fractional flow reserve	冠血流予備量比
HFpEF	heart failure with preserved ejection fraction	LVEF（左室駆出率）の保たれた心不全

HFrEF	heart failure with reduced ejection fraction	LVEF（左室駆出率）の低下した心不全
HOCM	hypertrophic obstructive cardiomyopathy	閉塞性肥大型心筋症
IABP	intra-aortic balloon pumping	大動脈内バルーンパンピング
ICD	implantable cardioverter defibrillator	植込み型除細動器
ISR	in-stent restenosis	ステント内再狭窄
IVUS	intravascular ultrasound	血管内超音波
LAD	left anterior descending［coronary］artery	左冠動脈前下行枝
LAO	left anterior obliquity	左前斜位
LCA	left coronary artery	左冠動脈
LCX	left circumflex［coronary］artery（branch）	左冠動脈回旋（枝）
LMT	left main coronary trunk	左冠動脈主幹部
LVEDP	left ventricular end-diastolic pressure	左心室拡張終末期圧
LVEF	left ventricular ejection fraction	左室駆出率
LVG	left ventriculography	左心室造影
MR	mitral［valve］regurgitation	僧帽弁閉鎖不全症
MS	mitral［valve］stenosis	僧帽弁狭窄症
MVR	mitral valve replacement	僧帽弁置換術
OCT	optical coherence tomography	光干渉断層法
OMI	old myocardial infarction	陳旧性心筋梗塞
PAF	paroxysmal atrial fibrillation	発作性心房細動
PCI	percutaneous coronary intervention	経皮的冠動脈形成術
PCPS	percutaneous cardiopulmonary support	経皮的心肺補助装置
PCWP	pulmonary capillary wedge pressure	肺動脈楔入圧
PTMC	percutaneous transluminal（transvenous）mitral commissurotomy	経皮（経静脈）的僧帽弁交連切開術
PTSMA	percutaneous transluminal septal myocardial ablation	経皮的中隔心筋焼灼術
RAO	right anterior oblique［position］	右斜位
RCA	right coronary artery	右冠動脈
SAT	subacute thrombosis	亜急性血栓性閉塞
TAVI/TAVR	transcatheter aortic valve implantation/transcatheter aortic valve replacement	経カテーテル的大動脈弁留置術
UAP	unstable angina pectoris	不安定狭心症
VF	ventricular fibrillation	心室細動
VSD	ventricular septal defect	心室中隔欠損
VT	ventricular tachycardia	心室頻拍

② 循環器の解剖生理

心臓カテーテル室での業務に必須な解剖生理をおさえましょう。
心臓の構造とはたらきを知ることは、すべての治療・看護につながります。

AHA*による冠動脈の区域分類

- 心臓を構成する心筋へ血液を送る血管を冠［状］動脈といいます。冠動脈は右冠動脈（RCA）と左冠動脈（LCA）に枝分かれしています。
- 左冠動脈はさらに左前下行枝と左回旋枝に分かれていて、この2本と右冠動脈を合わせた3本が主要な冠動脈です。

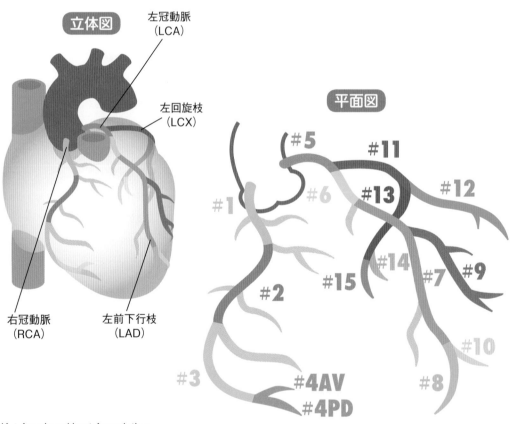

立体図 　左冠動脈（LCA）　左回旋枝（LCX）　平面図

#5　#11　#6　#13　#12　#1　#14　#7　#9　#15　#2　#10　#3　#8　#4AV　#4PD

右冠動脈（RCA）　左前下行枝（LAD）

＊AHA：American Heart Association

	枝の番号	対応する枝の部位
右冠動脈（RCA）	#1	右冠動脈起始部から鋭縁部までを2等分した近位部。通常は、右室枝（RV*1）の起始部と一致する
	#2	右冠動脈起始部から鋭縁部までを2等分した遠位部。通常は、右室枝起始部から鋭縁枝（AM*2）の起始部と一致する
	#3	鋭縁枝から後下行枝（PD*3）まで
	#4	後下行枝から右冠動脈の末梢。房室結節枝があるものを#4AV*4、後下行枝を4PDと呼ぶ
左冠動脈（LCA） 左前下行枝（LAD）	#5	左冠動脈主幹部（LMT）
	#6	左冠動脈主幹部から前下行枝の第1中隔枝（first major septal branch）まで
	#7	第1中隔枝から第2対角枝（D2*5）まで
	#8	第2対角枝から左前下行枝まで
	#9	第1対角枝（D1*5）
	#10	第2対角枝（D2）
左回旋枝（LCX）	#11	回旋枝の鈍角枝（OM*6）まで
	#12	鈍角枝（OM）
	#13	鈍角枝から後側壁枝（PL*7）まで
	#14	後側壁枝（PL）
	#15	後下行枝（PD）

例えば右冠動脈に心筋梗塞が起こった場合、どの血管のどの部分が閉塞しているかが重要です。そこで冠動脈を分割して、番号で呼ぶように決められています。

＊1　RV：right ventricular branch
＊2　AM：acute marginal branch
＊3　PD：posterior descending branch
＊4　AV：atrioventricular node artery branch

＊5　D1（D2）：first（second）diagonal branch
＊6　OM：obtuse marginal branch
＊7　PL：posterolateral branch

心房・心室と弁

- 心臓は２つの心房と２つの心室で構成されています。
- それぞれの出口には、血液の逆流を防ぐための弁（①右房室弁［三尖弁］、②肺動脈弁、③左房室弁［僧帽弁］、④大動脈弁）がついています。

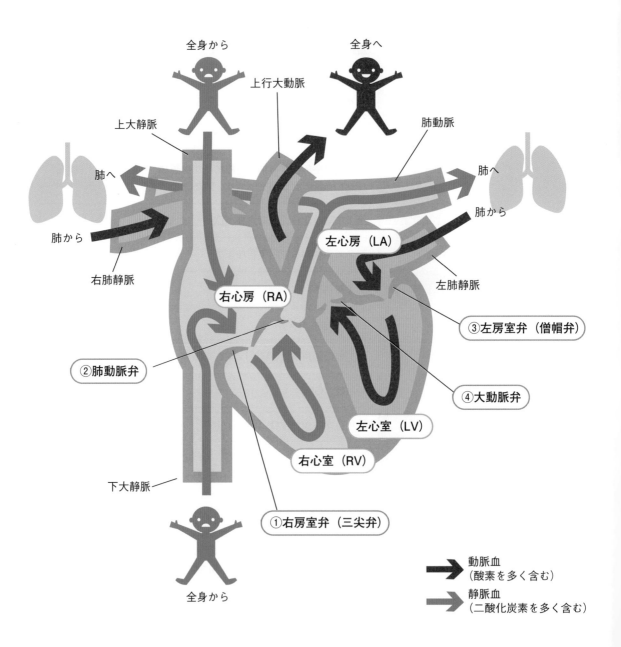

刺激伝導系

- 洞［房］結節で発生した電気信号が刺激伝導系に伝わって、心筋の各部分が刺激され、収縮動作が起こります。この心臓の動作のもととなっている電気信号を体外から観察したものが心電図です。
- 波形は心臓の各部分の興奮状態に対応しています。

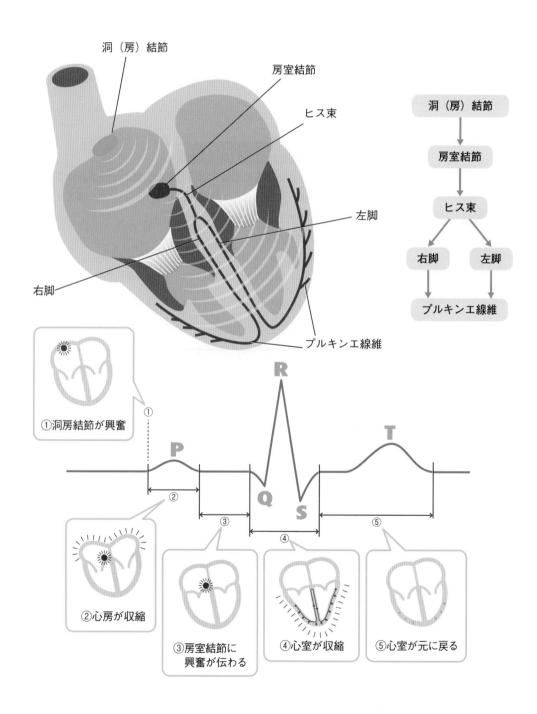

洞（房）結節

房室結節

ヒス束

左脚

右脚

プルキンエ線維

洞（房）結節 → 房室結節 → ヒス束 → 右脚 / 左脚 → プルキンエ線維

①洞房結節が興奮

②心房が収縮

③房室結節に興奮が伝わる

④心室が収縮

⑤心室が元に戻る

③ 心臓カテーテルの全体像

心臓カテーテル室では、さまざまな検査や治療が行われます。
ここでまず全体像をつかみ、各章の頁を読むと理解しやすくなります。

心臓カテーテル検査

- 検査の種類には、大きく①右心カテーテル検査、②左心カテーテル検査、③電気生理学的検査があります。
- 末梢動脈疾患も検査の対象となります。

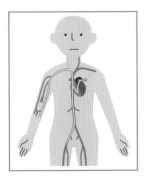

右心カテーテル検査→ p.27 〜

- 右心系（右心房、右心室、肺動脈）で行われる心臓カテーテル検査
- 静脈（鎖骨下静脈、内頸静脈、大腿静脈）からカテーテルを挿入する
  - ①スワン・ガンツカテーテル検査
  - ②右室造影（RVG*）
  - ③肺動脈造影
  - ④心筋生検
  - ⑤サンプリング（心房中隔欠損症などのシャント疾患の精査目的）

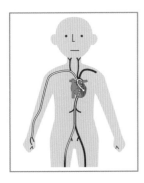

左心カテーテル検査→ p.31 〜

- 左心系（左心房、左心室、冠動脈、大動脈）で行われる心臓カテーテル検査
- 動脈（上腕動脈、橈骨動脈、遠位橈骨動脈、大腿動脈）からカテーテルを挿入する
  - ①冠動脈造影（CAG）
  - ②冠動脈バイパスグラフト（CABG）造影
  - ③エルゴノビン（ERG）負荷試験
  - ④左室造影（LVG）

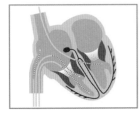

電気生理学的検査（EPS）→ p.44 〜

- 心腔内に電極カテーテルを挿入し、不整脈の有無や種類を診断する
- 主に静脈（鎖骨下静脈、内頸静脈、大腿静脈）からカテーテルを挿入する

＊RVG：right ventricular angiography

> 循環器疾患の検査・治療には、局所麻酔で施行でき、比較的低侵襲である心臓カテーテルが欠かせないものになっています。

心臓カテーテル治療

- 心臓カテーテル治療とは、心臓カテーテル室で行われるX線透視下にカテーテルを用いて行う心臓治療の総称です。
- 全身麻酔の外科的な手術と比べて患者への侵襲が少なく、早期退院できるメリットがあります。

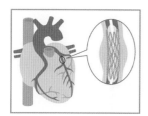

経皮的冠動脈形成術（PCI）→ p.49 〜

- 閉塞あるいは狭窄した冠動脈を拡張して治療する

末梢血管形成術（EVT）→ p.75 〜

- 冠動脈以外の狭窄・閉塞した血管を治療する

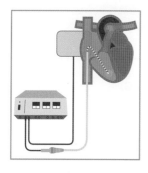

カテーテルアブレーション→ p.94 〜

- 高周波を用いて通電を行い、心臓の内側を焼灼して頻脈性不整脈を治療する

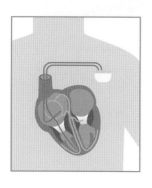

ペースメーカー植込み術→ p.105 〜

リードレスペースメーカー植込み術→ p.111 〜

植込み型除細動器(ICD)植込み術／心臓再同期療法(CRT)→ p.116 〜

- 徐脈性不整脈や難治性致死性不整脈を、ペースメーカーや植込み型除細動器を用いて治療する

④ 心臓カテーテル検査・治療の対象となる主な疾患

心臓カテーテル室で扱う疾患は多岐にわたります。
ここでは、よくみる代表的な疾患を挙げます。

心臓カテーテル室で扱う主な心疾患

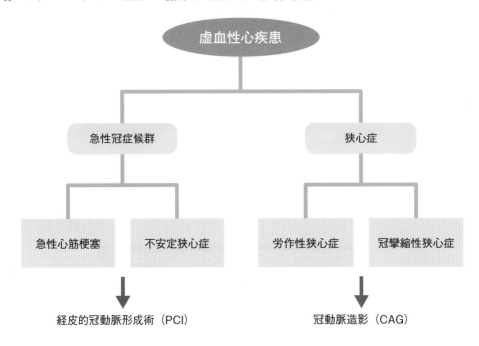

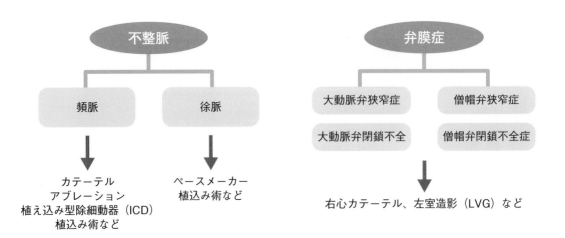

急性心筋梗塞

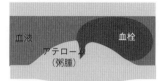

アテロームが破綻し、血栓により冠動脈が閉塞する

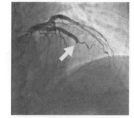

左前下行枝＃7（100%の閉塞、TIMI［→p.24］Grade 0）

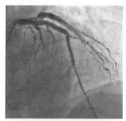

＃7のステント留置後（TIMI Grade 3）

不安定狭心症

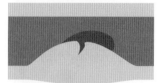

アテロームが破綻し、血栓により冠動脈が狭窄する

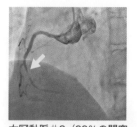

右冠動脈＃2（99%の閉塞、delay、TIMI［→p.24］Grade 1）

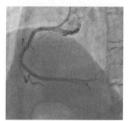

＃2のステント留置後（TIMI Grade 3）

労作性狭心症

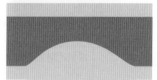

動脈硬化などによって一過性の心筋虚血が生じる

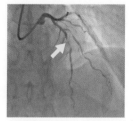

左前下行枝＃7（90%の狭窄、CCS［→p.22］Class Ⅲ）

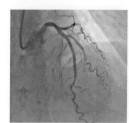

＃7のステント留置後（CCS Class Ⅰ）

冠攣縮性狭心症

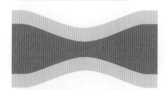

冠動脈の攣縮によって一過性の心筋虚血が生じる

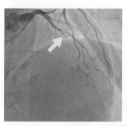

エルゴノビン負荷にて冠攣縮を認める（＃7で100%の閉塞）

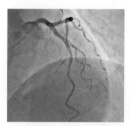

ニトログリセリンで改善

先天性心疾患

心房中隔欠損症（ASD） — 心室中隔欠損症（VSD）

↓

サンプリング、LVG、肺動脈造影など

心筋症

肥大型心筋症 — 拡張型心筋症 — たこつぼ型心筋症

↓

右心カテーテル、LVG、CAG、心筋生検など

末梢血管病変

↓

大動脈造影（AOG*）など

＊AOG：aortography

⑤ 心臓カテーテル室はこんなところ

心臓カテーテル室では多くの機器を取り扱うため、検査機器やデバイスが、手技・処置を行いやすいように配置されています。

心臓カテーテル室内の様子

（湘南鎌倉総合病院の場合）

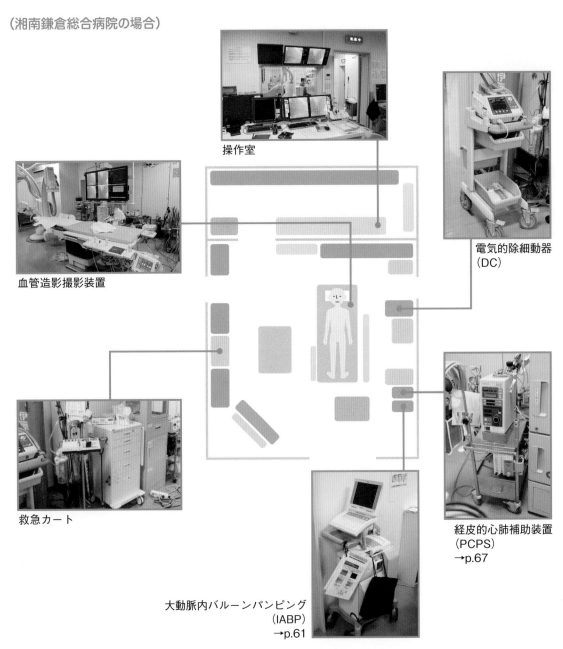

操作室

電気的除細動器
（DC）

血管造影撮影装置

救急カート

経皮的心肺補助装置
（PCPS）
→p.67

大動脈内バルーンパンピング
（IABP）
→p.61

血管造影撮影装置

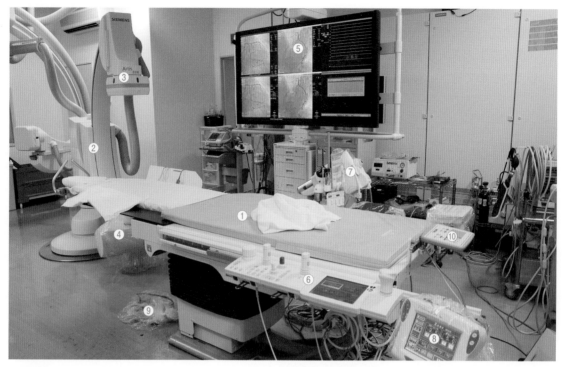

①患者用ベッド（カテーテル台）
②Cアーム
③FPD[*]（フラットパネルディテクタ）
④X線管球
⑤画像観察モニタ

⑥カテーテル台・Cアーム操作コンソール
⑦インジェクター（造影剤自動注入器）
⑧インジェクターコンソール
⑨フットスイッチ
⑩血管内超音波(IVUS)/血流予備量比(FFR)コンソール

生体信号検査記録装置

- 多くの生体信号を同時に記録します。
- かつてはポリグラフといわれていましたが、最近ではコンピュータが内蔵されてデータの解析ができる「カテラボシステム」と呼ばれるものが使われています。
- 本体は通常操作室側に置かれています。
- ほかに心電計、IVUS撮影装置、血液ガス分析器、心拍出量計、心臓電気刺激装置などの機器があります。

治療装置

- 緊急の際、救命処置や、補助循環を行うための装置もすぐに使えるように用意されています。
- 除細動器、麻酔器、人工呼吸器、体外式ペースメーカー、大動脈内バルーンパンピング（IABP）、救急用薬品などがあります。

＊FPD：flat panel detector

⑥ 心臓カテーテルにかかわるスタッフ

心臓カテーテル検査・治療は、チームで行われます。
スタッフ1人1人がチームを構成するプロフェッショナルであり、それぞれの役割を果たしてはじめて確実・安全に実施することができます。

心臓カテーテル検査・治療におけるチーム医療

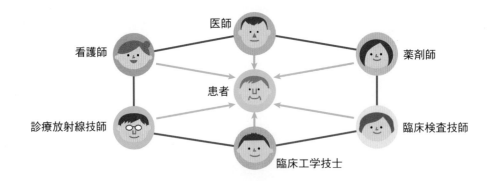

医師

- チーム医療の中では、各医療スタッフの知識や意見を引き出し、患者の置かれている状況を的確に判断し最善の医療を提供します。
- 患者に対するインフォームド・コンセントも重要な仕事です。
- 心臓カテーテル室では検査・治療の準備指示、使用デバイスの選択などまとめ役として検査・治療の方針を決定します。

看護師

- 医療現場において、医師の診察・治療の補助に関連する業務から、患者の療養生活の支援に至るまで幅広い業務を行っています。チーム医療では「キーパーソン」として各スタッフからの期待が大きいです。
- 心臓カテーテル室での業務も、カテ記録の記入、患者の情報収集と多岐にわたります。
- 検査・治療における患者の不安・苦痛をやわらげるのも看護師の大切な役割です。

臨床工学技士

- 医学と工学の知識を用いて、医師の指示のもとに生命維持管理装置の操作、保守・点検を行います。
- 心臓カテーテル室では、カテラボシステムをはじめ、PCPS（経皮的心肺補助装置）、IABP（大動脈内バルーンパンピング）等の操作、管理を行っています。
- アブレーションやペースメーカーなどの不整脈治療の業務も行います。

診療放射線技師

- 医師の指示を受け、X線やCT、MRI、超音波など高度な画像診断機器を取り扱い、管理します。
- 心臓カテーテル室では、検査の介助、アンギオ装置の管理を行います。また、定期的冠動脈造影法（QCA*）の解析や、スタッフの放射線被曝を極力減らし、防護服、防護板の適切な使用などを監視します。

 臨床検査技師

- 循環器領域では心エコー、ホルター心電図などの生理機能検査を行います。

 薬剤師

- 処方の内容について、飲み合わせ・副作用・量・服用方法のチェックを行います。
- 患者が薬を正しく使えるよう服薬指導を行うことにより、薬剤に対する安全が向上します。

心臓カテーテル室スタッフの役割 （湘南鎌倉総合病院の場合）

医師① **Dr1** 術者、手技、データベース入力、アンギオ装置操作

医師② **Dr2** 助手、清潔野手伝い、アンギオ装置操作

看護師 **Ns** 記録、薬剤、救急カート管理、不潔野手伝い、患者入退室、タイムアウト管理

診療放射線技師 **RT** 清潔野手伝い、画像管理、アンギオ装置管理・操作、データベース管理・入力

臨床工学技士 **CE** 不潔野手伝い、IVUS管理・操作、カテラボシステム管理・操作、不整脈関係機器管理・操作、カテーテル室コントロール、IABP/PCPS/DC管理・操作

当院の心臓カテーテル室内スタッフは、医師（1〜2名）、看護師（1名）、診療放射線技師（1名）、臨床工学技士（1名）の計4〜5名4職種で構成されます。検査は医師が1名で行う場合があります。

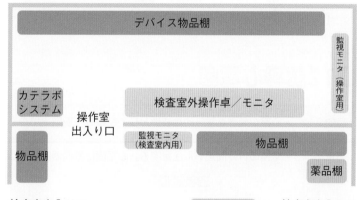
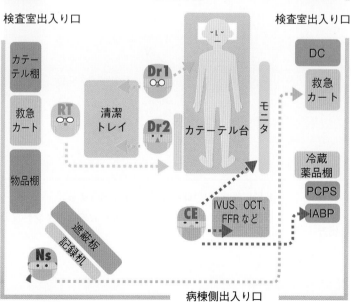

※矢印は動線の例

*QCA：quantitative coronary angiography

⑦ 心臓カテーテル検査・治療前後に行う検査

安全かつ確実に心臓カテーテル検査・治療を行うためには、非侵襲的な検査で患者の病態を把握することが重要です。

❶12誘導心電図
❷運動負荷心電図
❸心エコー
❹採血
❺足関節上腕血圧比（ABI）
❻頸動脈エコー、腎動脈エコー
❼胸部X線検査
❽その他の検査（ホルター心電図、ラジオア
　イソトープ検査、経食道エコー）

当院では心臓カテーテルの前後に、❶～❽の検査を行っています。

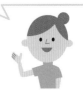

❶12誘導心電図

目的	・心臓の動きを電気的な波形として記録し、現時点での心臓の状態をみる。
方法	・電極の付け間違いに注意する。心電図は循環器疾患診断の基本中の基本である。 **四肢誘導**　　　　　　**胸部誘導** aVL　aVF　aVR　アース 左鎖骨中線　左前腋窩線　左中腋窩線 V₁ V₂ V₃ V₄ V₅ V₆　第5肋間レベル
検査結果の見方	・波形に異常があれば、医師にすぐ報告する。 ・以前の心電図があれば比較するのが大事なポイント。心電図が疾患を語ってくれる。

❷運動負荷心電図

目的	・運動を実施し、脈拍、血圧が上昇したときの心電図の波形変化により狭心症や不整脈の診断をする。
方法	・シングルマスター（1分30秒間）、ダブルマスター（3分間）階段昇降する。 ・エルゴメーター（自転車型）やトレッドミル（傾斜、速度を変えられるベルトコンベア型）などを用いて運動負荷をかける。

マスター法　　エルゴメーター法　　トレッドミル法

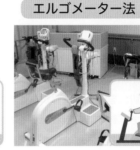
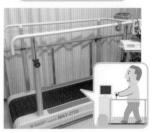

検査 結果の 見方	・心電図でSTの変化、不整脈の出現など。

運動時の転倒、不整脈による
失神に注意しましょう。

❸心エコー

目的	・心機能、心拡大、心肥大、弁膜症、心囊液量などを評価する。
方法	・通常は、医師あるいは検査技師が施行する。 ・非侵襲的な検査の中で、心エコーは最も多くの情報が得られる。

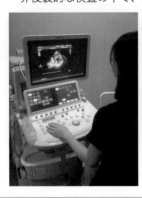
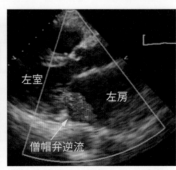

左室

左房

僧帽弁逆流

左室から左房への逆流ジェットを認める。

検査 結果の 見方	・心臓カテーテル検査の前には、心疾患の診断あるいは診断を助けるために行うことがあり、検査・治療後には合併症が起こったかどうかの診断に用いる場合が多い。 ・心囊液はないか、心機能は落ちていないか、心筋梗塞では心室中隔穿孔などがないかも観察する。

❹採血

目的	・全身の状態を評価する。
検査項目	・白血球、赤血球、血小板、腎機能（BUN、Cr、Na、K、Cl）、肝機能、クレアチンキナーゼ（CK、時にCK-MB）、心筋トロポニン、総コレステロール、LDLコレステロール、HDLコレステロール、中性脂肪、血糖、HbA1c、CRP、Dダイマーなど。
検査結果の見方	・心筋トロポニンは、心筋梗塞発症後数時間で上昇する（心筋トロポニンが上昇していなくても、心筋梗塞は否定できない）。 ・糖尿病の存在、コレステロール値の異常は冠動脈疾患の危険因子である。 ・カテーテルにおける検査、治療には造影剤を使用するため、腎機能低下を認めるか確認する。 ・貧血がある患者が動悸、息切れを訴え循環器科を受診することは珍しくない。冠動脈疾患を合併していることもあるので、軽度の貧血なら、そのまま心臓カテーテル検査を行うという選択肢はあるが、重症な貧血はその時点で出血を合併している可能性があり、貧血の精査が優先されることもある。 ・狭心症と似ている疾患に胆石発作がある。膵炎も狭心症と似た症状を示すため、肝機能障害がある場合には、消化器系の疾患による症状かもしれないことを念頭におく。 ・Dダイマーは深部静脈血栓症、大動脈解離で上昇する。息切れ・胸痛で受診するため、鑑別が必要である。

❺足関節上腕血圧比（ABI*）

目的	・上下肢動脈に閉塞や狭窄があるかどうか確認する。
方法	・検査は必ず臥位で行う。 ・四肢の血圧を同時に測定する。 モニター　　四肢の血圧を測定
検査結果の見方	・透析患者では、末梢動脈の狭窄、閉塞があってもABIが低値でないことがある。 ・シャント側では測定しない。 ・下肢の数値だけでなく、両上肢の血圧に左右差がないかも確認する。鎖骨下動脈の狭窄などが隠れていることもあり、穿刺部の選択に役立つことがある。 ・ABIが0.9以下の場合、下肢動脈狭窄が疑われる。

＊ABI：ankle brachial pressure index

❻頸動脈エコー、腎動脈エコー

目的	・頸動脈、腎動脈の狭窄を評価する。
方法	・血管エコーで血流を評価する。
検査 結果の 見方	・加速血流を認めた場合、狭窄が疑われる。 ・冠動脈の狭窄がある患者は、頸動脈、腎動脈にも 　狭窄の合併が多い。 ・腎動脈狭窄の患者は、高血圧が続くことがある。

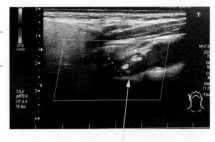

狭窄部位

❼胸部X線検査

目的	・肺や心臓、縦隔などの疾患について、さまざまな情報を得ることができる。
検査 結果の 見方	・重篤な心不全の患者は造影剤の検査や治療を 　するだけで病状がさらに悪化することがある 　ため、注意が必要である。 ・胸水の有無は読めるようにしておくとよい。 ・胸部X線では心不全や、肺がんなどを見つけ 　ることができる。 ・胸痛で受診し、気胸を見つけることもある。

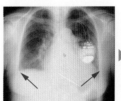

心不全で、胸水により
肋骨横隔膜角が鈍角に

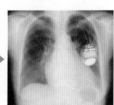

心不全が改善し、
胸水は消失

❽その他の検査

ホルター心電図

目的	・24時間心電図を記録し、不整脈、狭心症の診断を行う。
方法	・24時間心電図をモニターする。 ・患者は、行動記録、自覚症状の有無を記載する。
検査 結果の 見方	・不整脈の有無、重症度、心電図のST変化の有無をみる。 ・症状出現時の心電図変化もみる。

ホルター
心電計

ST上昇

正常なST

ラジオアイソトープ（核医学）検査

目的	・虚血性心疾患の診断を行う。
方法	・トレッドミル、エルゴメーターで運動負荷あるいは薬物負荷を施行し、心電図と心筋シンチグラフィで心筋虚血を評価する。 ・心筋シンチグラフィの評価には通常、タリウム、テクネシウムを用いる。運動負荷時にタリウム、テクネシウムを静注し撮影、4時間ほどした安静時に再度静注し撮影する。
検査 結果の 見方	・狭心症があると、運動負荷時にタリウム、テクネシウムの欠損を認め、安静時には集積の改善を認める。 前壁から心尖部にかけて運動後に虚血を認め、安静時に血流改善している。

経食道エコー

目的	・心内血栓、感染性心内膜炎のvegetation（疣贅<ruby>ゆうぜい</ruby>）の診断、弁膜症（僧帽弁逸脱症など）の診断に役立つ。
方法	・消化管内視鏡のようにエコープローブを食道に挿入し、経食道で心臓内を評価する。 ・苦痛を伴うため静脈麻酔下で施行することも増えてきている。 ・心電図、SpO_2をモニターする。 検査画像が見やすいよう室内は暗くして検査を行う。
検査結果の見方	・エコー画像にて、心内の血栓の有無、弁膜症の度合い、疣贅の有無を確認する。

8 治療方針や経過、合併症を予測するための指標

患者の症状や状態を把握し、治療方針を決定するうえで指標となるいくつかのツールがあります。

一貫した看護を行うためにこれらの情報をチームで共有し、またケアの評価にも活用してください。

AHAの狭窄度分類

冠動脈造影の狭窄度を半定量的に評価します。

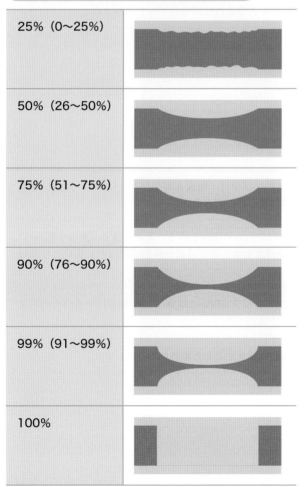

25%（0〜25%）	
50%（26〜50%）	
75%（51〜75%）	
90%（76〜90%）	
99%（91〜99%）	
100%	

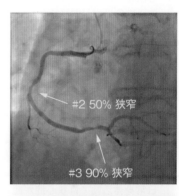

#2 50% 狭窄

#3 90% 狭窄

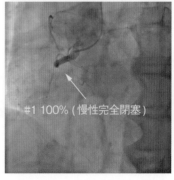

#1 100%（慢性完全閉塞）

多方向から撮影し、最も狭窄度が高い造影像で評価します。

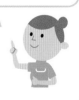

75%以上の狭窄を有意病変とするが、左主幹部の狭窄は50%以上で有意とする。

21

NYHA*分類

自覚症状から心機能を評価します。

Ⅰ度	心疾患があるが、身体活動には特に制約がなく日常労作により、特に不当な呼吸困難、狭心痛、疲労、動悸などの愁訴が生じないもの。
Ⅱ度	心疾患があり、身体活動が軽度に制約されるもの。安静時または軽労作時には障害がないが、日常労作のうち、比較的強い労作（例：階段上昇、坂道歩行など）によって、上記の愁訴が発現するもの。
Ⅲ度	心疾患があり、身体活動が著しく制約されるもの。安静時には愁訴はないが、比較的軽い日常労作でも、上記の愁訴が出現するもの。
Ⅳ度	心疾患があり、いかなる程度の身体労作の際にも上記愁訴が出現し、また、心不全症状、または狭心症症候群が安静時においてもみられ、労作によりそれらが増強するもの。

＊NYHA：New York Heart Association

CCS*分類

自覚症状から狭心症の重症度を示します。

Ⅰ度	日常身体活動では狭心症が起こらないもの。例えば歩行、階段を昇るなど。しかし、激しい急激な長時間にわたる仕事やレクリエーションでは狭心症が起こる。
Ⅱ度	日常生活にわずかな制限のあるもの。早足歩行や急いで階段を昇る、坂道を登る、食後や寒冷時、風が吹いているとき、感情的にストレスを受けたとき、または起床後数時間以内に歩いたり階段を昇ったりしたときに狭心症が起こるもの。
Ⅲ度	日常生活に明らかに制限のあるもの。1～2ブロック（50～100m）の平地歩行や自分のペースで階段を昇っても狭心症が起こるもの。
Ⅳ度	不快感なしに日常生活ができず、安静時にも狭心症状があると思われるもの。

＊CCS：Canadian Cardiovascular Society

Killip分類

基礎知識

❽ 治療方針や経過、合併症を予測するための指標

胸部理学所見から急性心筋梗塞による心不全の重症度を評価します。

クラスⅠ	心不全の徴候なし
クラスⅡ	軽度～中等度心不全 ラ音聴取領域が全肺野の50％未満
クラスⅢ	重症心不全 肺水腫、ラ音聴取領域が全肺野の50％以上
クラスⅣ	心原性ショック 血圧90mmHg未満、尿量減少、チアノーゼ、冷たく湿った皮膚、意識障害

Forrester分類

右心カテーテル検査を用いた急性心不全の評価であり、これをもとに治療指針が決定されます。

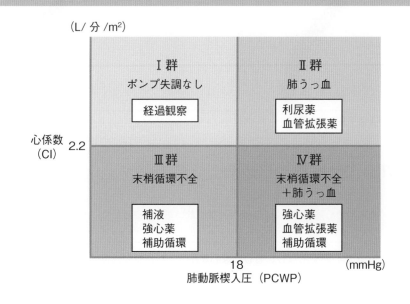

TIMI*分類

冠動脈再灌流後の造影所見で、責任病変より末梢の灌流状態を評価します。

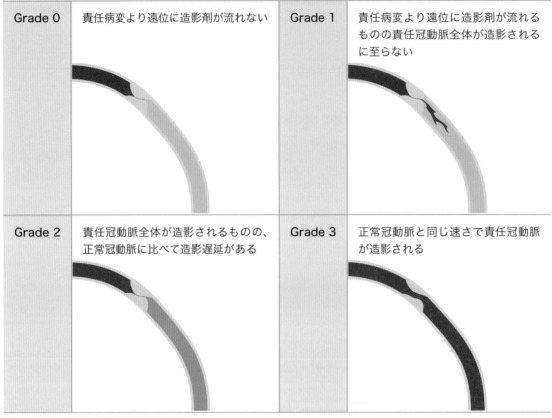

Grade 0	責任病変より遠位に造影剤が流れない	Grade 1	責任病変より遠位に造影剤が流れるものの責任冠動脈全体が造影されるに至らない

Grade 2	責任冠動脈全体が造影されるものの、正常冠動脈に比べて造影遅延がある	Grade 3	正常冠動脈と同じ速さで責任冠動脈が造影される

Grade 2以下の場合、予後は不良とされる。

Myocardial blush grade

再灌流療法を行っても末梢の心筋レベルでの血流が回復しないことがあるため、それを心筋染影で評価します。

Grade 0	造影剤による心筋染影なし。もしくは心筋が濃染し長時間残存する。
Grade 1	造影剤による心筋染影がわずかにみられる。
Grade 2	造影剤による心筋染影が中等度にみられるが、非梗塞血管領域染影よりは薄い。
Grade 3	造影剤による心筋染影が正常にみられ、非梗塞血管領域染影と同等である。

心臓カテーテル
検査

① 心臓カテーテル検査の種類と進め方

心臓カテーテル検査には、①右心カテーテル検査、②左心カテーテル検査、③電気理学的検査がありますが、いずれの検査も下記のような流れで進行します。

心臓カテーテル検査の主な流れ

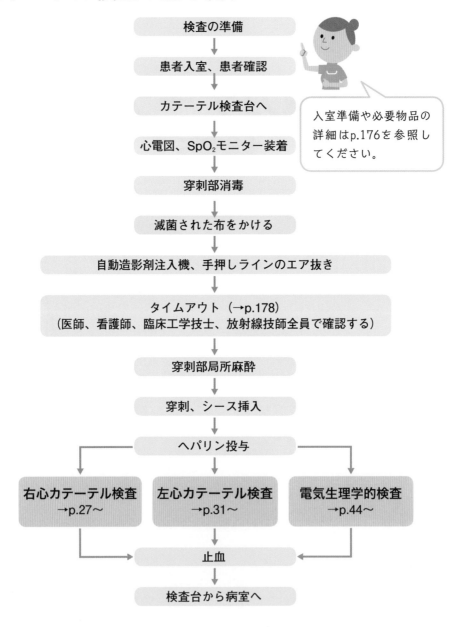

検査の準備

↓

患者入室、患者確認

↓

カテーテル検査台へ

↓

心電図、SpO_2モニター装着

入室準備や必要物品の詳細はp.176を参照してください。

↓

穿刺部消毒

↓

滅菌された布をかける

↓

自動造影剤注入機、手押しラインのエア抜き

↓

タイムアウト（→p.178）
（医師、看護師、臨床工学技士、放射線技師全員で確認する）

↓

穿刺部局所麻酔

↓

穿刺、シース挿入

↓

ヘパリン投与

| 右心カテーテル検査 →p.27〜 | 左心カテーテル検査 →p.31〜 | 電気生理学的検査 →p.44〜 |

↓

止血

↓

検査台から病室へ

② 右心カテーテル検査

静脈系にカテーテルを挿入して行う検査です。
内頸静脈や鎖骨下静脈、大腿静脈などの末梢静脈からスワン・ガンツ（Swan-Ganz）カテーテルを挿入し、心臓内の各部位の圧測定を行います。

検査の目的

- 心腔・中心静脈の内圧測定、各部位での採血と酸素飽和度の測定、心拍出量の測定を行い、心不全徴候・短絡疾患などを診断し、心機能を評価します。

右心カテーテル検査（スワン・ガンツカテーテル検査）の実際

1	シースイントロデューサー（シース→p.216）を経皮穿刺法（パンクチャー法）にて挿入後、スワン・ガンツカテーテル（→p.220）を挿入する

- 一般的に右心カテーテルの穿刺では、内頸静脈、大腿静脈が使われることが多いです。鎖骨下静脈からも可能ですが、気胸の合併があることから、行われる頻度は少なくなりました。現在は、エコーで確認しながら穿刺するようになってきています。
- 右心カテーテル検査では、スワン・ガンツカテーテルに代表されるサーモダイリューションカテーテルがよく使われます。カテーテルの先端についているバルーンを膨らませることにより、血流に乗せて上（下）大静脈（S [I] VC[*1]）、右房（RA）、右室（RV）、肺動脈（PA[*2]）まで容易に進めることができます。

▼右心カテーテルの主な挿入部位

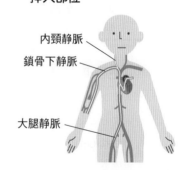

内頸静脈
鎖骨下静脈
大腿静脈

2	スワン・ガンツカテーテルを肺動脈まで進めたのち、心臓内のそれぞれの部位にて圧測定を行う

- 圧測定の際には、呼吸の管理が重要です。呼吸による胸腔内圧の変化で、カテーテルの先端が動くため、測定値が安定しにくくなります。
- 軽く息を吐いた状態で記録すると、呼吸による影響が除かれた波形を記録することができます。

*1 S（I）VC：superior（inferior）vena cava
*2 PA：pulmonary artery

---

3 肺動脈にてバルーンを拡張し、肺動脈楔入圧（PCWP[*1]）測定を行う

- PCWP≒平均左房圧≒左心室拡張末期圧の関係が成り立つため、PCWPを測定することは非常に重要です（→p.23）。

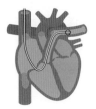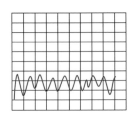

---

4 バルーンを収縮させて肺動脈幹までカテーテルを引き抜き、肺動脈圧（PAP[*2]）測定を行う

- PAPは肺血管抵抗、右心後負荷の指標となります。

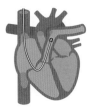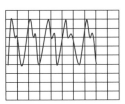

---

5 カテーテルの先端が肺動脈にある状態で、熱希釈法による心拍出量（CO[*3]）測定を行う

心拍出量測定（熱希釈法）

- スワン・ガンツカテーテルの先端を肺動脈に留置し、0℃の冷水をカテーテル注入部より急速注入することにより、カテーテル先端部のサーミスタで温度降下を感知し、カテラボシステムに入力され心拍出量が演算されます。
- 正確さを期すために数回測定し測定結果のバラつきのないことを確認します。ただし、心房細動（AF）の患者では測定結果にバラつきが多くなりやすいので注意が必要です。
- COとともに計測される心係数（CI[*4]）は相対的なCOであり、心機能の重要な指標の1つです（→p.23）。

＊1　PCWP：pulmonary capillary wedge pressure　　＊3　CO：cardiac output
＊2　PAP：pulmonary artrial pressure　　＊4　CI：cardiac index

6	順次カテーテルを引き抜きながら、 右室圧（RVP[*1]）、右房圧（RAP[*2]）を測定する

- RAPは中心静脈圧（CVP[*3]）を反映し、右室前負荷（循環血液量）の指標となります。

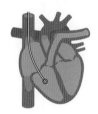 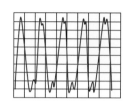 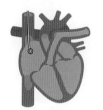 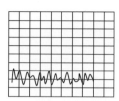

▼各部位におけるデータ評価

部位	正常値	異常圧	考えられる疾患
右房圧 （RAP）	0〜8mmHg 平均圧＜5mmHg	右房平均圧上昇	三尖弁狭窄症、三尖弁閉鎖不全症など
右室圧 （RVP）	収縮期圧：17〜35mmHg	右室収縮期圧上昇	肺高血圧症、肺動脈弁狭窄症など
	拡張期圧：1〜7mmHg	右室拡張期圧上昇	右心不全、収縮性心膜炎など
肺動脈圧 （PAP）	収縮期圧：17〜35mmHg 拡張期圧：4〜13mmHg	肺動脈平均圧上昇	肺高血圧症など
肺動脈楔入圧 （PCWP）	5〜13mmHg 平均圧＜15mmHg	肺動脈楔入圧上昇	僧帽弁狭窄症、僧帽弁閉鎖不全 心原性ショック、うっ血性心不全など

その他の右心系のカテーテル検査

❶右室造影、肺動脈造影

- 肺塞栓症、先天性心疾患では、右室造影や肺動脈造影が行われることもあります。

❷心筋生検

- 心筋を少量採取し、顕微鏡で組織診断を行います。心筋炎、心アミロイドーシス、心サルコイドーシスなどの診断が可能です。

＊1　RVP：right ventricular pressure　　＊3　CVP：central venous pressure
＊2　RAP：right atrial pressure

▼心筋生検

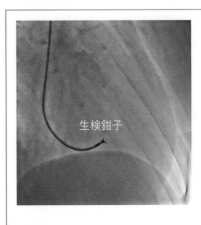

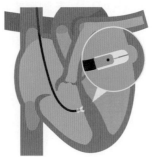

生検鉗子

当院では、右室中隔から心筋生
検している

方法	血管から右室あるいは左室へ、心筋生検用鉗子を用いて心臓の組織を採取する。
合併症	心タンポナーデ（→p.139）に注意する。
看護	ホルマリンの容器を準備する。

❸サンプリング

• カテーテルによる心内各部での採血により、肺体血流比（pulmonary blood flow/systemic blood flow ratio：Qp/Qs→ Memo ）を評価します。先天性心疾患（主に心房中隔欠損症［ASD］、心室中隔欠損症［VSD］）の診断および手術適応の決定に重要な検査です。

▼サンプリングの部位

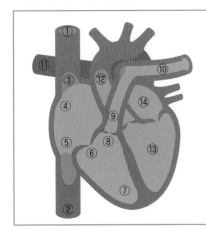

方法	ヘパリンでぬらしたシリンジで採取する。

①上大静脈	⑧右室流出路
②下大静脈	⑨肺動脈主幹
③右房（高位）	⑩左肺動脈
④右房（中位）	⑪右肺動脈
⑤右房（低位）	⑫大動脈
⑥右室流入路	⑬左室
⑦右室心尖部	⑭左房

> **Memo** 　**肺体血流比（Qp/Qs）**
>
> 肺を循環する血液量（肺血流量）と肺以外を循環する血液量（体血流量）の比。心内各部の採血を行い、各部の酸素飽和度を用いて算出されます。通常、動静脈血の間に短絡（シャント）がなければ1。左心系→右心系へのシャントがある場合、肺血流量が増すため、Qp/Qsは1より大きくなります。

③ 左心カテーテル検査

動脈系にカテーテルを挿入して行う検査です。
橈骨動脈や上腕動脈、大腿動脈などからカテーテルを挿入し、冠動脈に病変がないかを調べます。

検査の目的

• 診断カテーテル検査は、虚血性心疾患の診断や、カテーテル治療後の再狭窄などの有無を調べるために行われます。そのため、病変の状態を調べるための冠動脈造影は、いかにその病変を分離、抽出するかが重要です。

左心カテーテル検査（冠動脈造影［CAG］）の実際

1 ┃ 穿刺部の消毒を行い、シースを挿入する

• 一般的に左心カテーテルでは、上腕動脈、橈骨動脈、遠位橈骨動脈、大腿動脈のいずれかにカテーテルを挿入します。

• カテーテルを挿入する際、最初に血管に挿入するデバイスをシース（シースイントロデューサー）といいます（→p.216）。

▼左心カテーテルの主な挿入部位

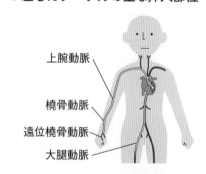

上腕動脈

橈骨動脈

遠位橈骨動脈

大腿動脈

2 ┃ ヘパリンを注入する

• ヘパリンの注入量は、当院では心臓カテーテル検査で2,000単位、治療は男性6,000単位、女性5,000単位、急性心筋梗塞（AMI）では男女ともに10,000単位を注入します。

• 通常は、PCI時に未分画ヘパリンを70〜100単位/kgをボーラス投与します。目標ACT（活性化凝固時間）は250〜350秒に調整します。

---

3 左冠動脈（LCA）を5～6方向撮影する

- ジャドキンス型カテーテル（→p.220）を使用している場合は、左冠動脈用（JL）のカテーテルを使用します（写真ではマルチパーパスを使用）。
- 左冠動脈（LCA）は左冠動脈主幹部（LMT）から左前下行枝（LAD）、左回旋枝（LCX）に枝分かれします（→p.4）。この2本の血管は走行が異なるため（前下行枝は心臓の前壁側、回旋枝は後側壁側を走行）、血管病変の有無を調べるために5～6方向から撮影を行います。

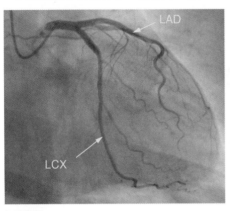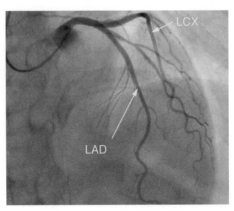

左冠動脈

---

4 右冠動脈（RCA）を3方向撮影する

- ジャドキンス型カテーテルを使用している場合は、右冠動脈用（JR）のカテーテルを使用します。
- 右冠動脈は心臓の下壁側を走行します。血管病変の有無を調べるために、3方向から撮影を行います。

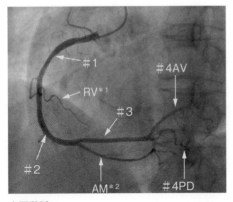

右冠動脈

* 1　RV：right ventricular branch
* 2　AM：acute marginal branch

Check!　造影剤の注入条件

当院では、以下の条件で造影剤の注入をします。また、冠動脈の流速が速い患者は冠状静脈への血液の抜けが速いため、造影速度、造影剤量を上げ、造影剤の染まりがよくなるように工夫をしています。

冠動脈造影
【基本】
左冠動脈：3mL/秒、全量6mL
右冠動脈：2.5mL/秒、全量5mL
【冠動脈の流速が速い患者】
左冠動脈：3mL/秒→3.5mL/秒、全量6mL→6.5mL
右冠動脈：2.5mL/秒→3mL/秒、全量5mL→5.5mL

左室造影
マルチパーパスカテーテル：5mL/秒、全量30mL
ピッグテールカテーテル：10mL/秒、全量35mL

PCI
左右冠動脈：3.5mL/秒、全量6.5mL

▼撮影方向の種類

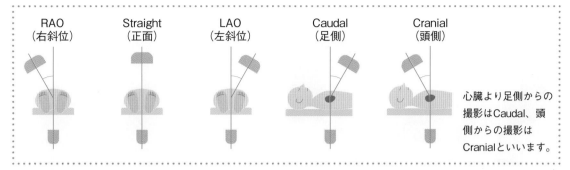

RAO（右斜位）	Straight（正面）	LAO（左斜位）	Caudal（足側）	Cranial（頭側）

心臓より足側からの撮影はCaudal、頭側からの撮影はCranialといいます。

▼左冠動脈（LCA）造影の撮影方向

❶正面（角度0°）

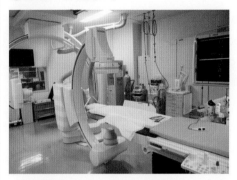

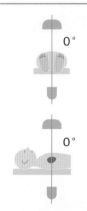

0°

0°

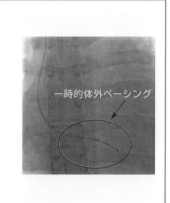

一時的体外ペーシング

- 穿刺部からカテーテルを心臓まで進める際、角度0°でパーニング（寝台移動）する。
- 左冠動脈にカテーテルを挿入する際や一時的体外ペーシング、スワン・ガンツカテーテル（→p.220）を挿入する際にもこの角度0°を用いる。

❷RAO 30° Caudal 30°

回旋枝（LCX ＃11～＃15）を中心に観察

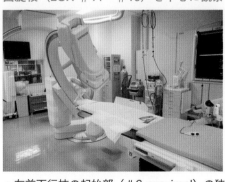

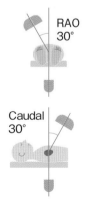

RAO 30°

Caudal 30°

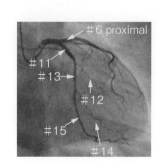

#6 proximal
#11
#13→
#12
#15
#14

- 左前下行枝の起始部（＃6 proximal）の狭窄の評価も観察可能。
- 経皮的冠動脈形成術（PCI）の治療時においてワイヤーを回旋枝、左前下行枝へ進める際にも選択できる。
- 高位側壁枝（Hi-Late）の観察も可能。

Part 1

検査

❸左心カテーテル検査

❸Straight Cranial 45°

前下行枝（#6〜#10）の観察が特に良好

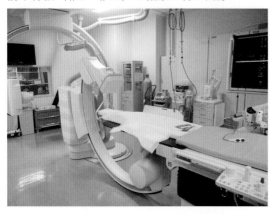

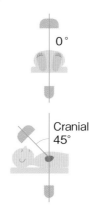

0°

Cranial
45°

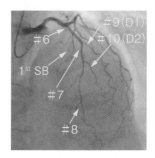

#9(D1)
#6
#10(D2)
1st SB
#7
#8

- Cranial側への管球の振り角が小さいと前下行枝と回旋枝の重なり部分が多くなり、前下行枝近位部の分離が悪くなる。回旋枝の重なりを少なくするには振り角を大きくする必要があるが、振り角を大きくしすぎると、管球と患者の接触の恐れがあるので注意が必要となる。
- 回旋枝の灌流領域が通常より広い場合（RCA small）、回旋枝末梢（#14、#15）の観察が良好。

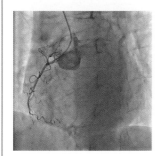

RCA small

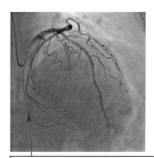

RCA small の場合回旋枝末梢は
Straight Cranial で確認できる

❹Straight Caudal 30°

回旋枝、特に♯11、♯12、♯13の観察が良好

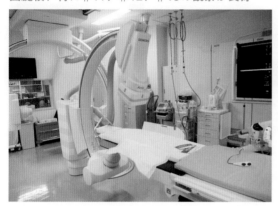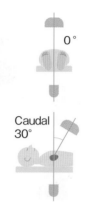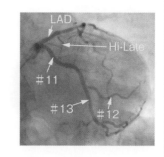

- RAO 30° Caudal 30°と同様に、PCIの治療時においてワイヤーを回旋枝、左前下行枝へ進める際にも選択できる。
- Hi-Lateの観察も可能。

❺LAO 45° Cranial 30°

前下行枝本幹と対角枝（♯9）の分離が良好

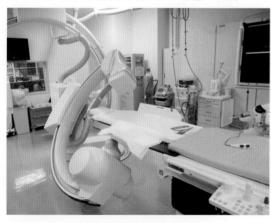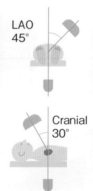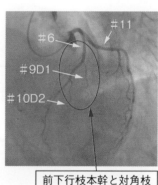

前下行枝本幹と対角枝の分離に適している

- 前下行枝、回旋枝の末梢も観察可能。
- 前下行枝本幹と対角枝（♯9）の分離をより広くするにはLAO側への振り角を大きくすると、より分離が広くなる。しかし術者の足元から出てくるアンギオ装置にも注意が必要となる。
- LAO側への振り角を大きくすると、Cranialへの振り角が小さくなり、アンギオ像が短縮するので注意する。
- PCI治療時において、前下行枝本幹と対角枝（♯9）のワイヤーのリクロス（一度留置したワイヤーをいったん抜去し再び冠動脈内に通すこと）などにも用いることができる。

❻RAO 20° Cranial 40°

側副血行路が観察可能

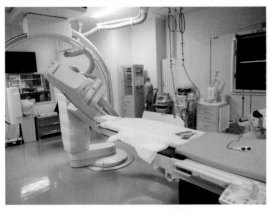 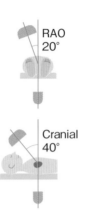 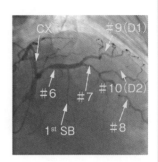

- 前下行枝近位部と回旋枝の重なりを少なくするのに用いられる。
- RCAが慢性完全閉塞（CTO）の場合などに生じる側副血行路の観察に適している。

❼LAO 40° Caudal 40°

左冠動脈主幹部（LMT）と前下行枝起始部（#6jp）、回旋枝起始部（#11jp）の分離が良好

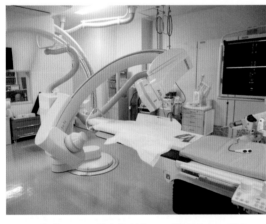 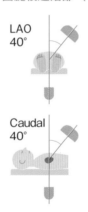

- この角度はアンギオ像がクモの脚のように見えることから、スパイダービューといわれている。
- 心臓の形には個人差がある。同じ角度で装置を振っても、3つの枝（LMT、#6jp、#11jp）をしっかり分離するには、個々の心臓の形により違いが生じる。特に"心臓が立っている"といわれる人の分離は難しい。その際はLAO方向に大きく管球を振るとよい。場合によっては、LAO 90°以上大きく振るときもある。
- 治療時（PCI）においてワイヤーを回旋枝、左前下行枝へ進める際にも選択できる。
- Hi-Lateの観察も可能。

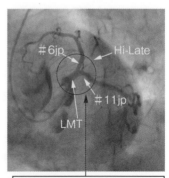

3分岐（LMT #6jp #11jp）の観察が目的

▼右冠動脈（RCA）造影の撮影方向

❶LAO 50°

RCA全体が観察可能

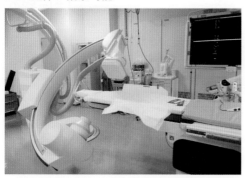 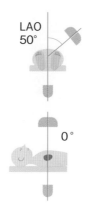 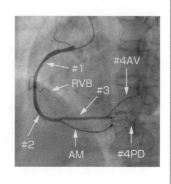

- 右冠動脈へカテーテルを選択する際に使われる角度であり、治療時（PCI）にもよく使われ、右冠動脈造影の基本となる。

❷Straight Cranial 30°

#3〜#4AV、#4PDの観察が良好

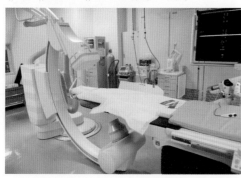 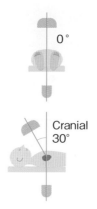 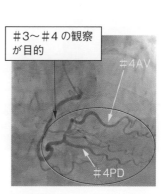

#3〜#4の観察が目的

- 右冠動脈末梢の分離に適していて、ワイヤーを#4AV、#4PDに進める際に用いられる。しかし#1、#2は短縮画像になるため、#1、#2の分離にはあまり適していない。

❸ 左心カテーテル検査

❸RAO 30°

#1、#2の分離が良好

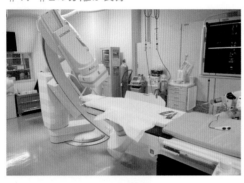
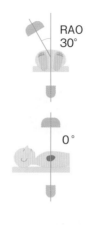
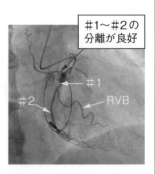

- #3、#4AV、#4PDは重なり合ってしまうので、それらの観察には適していない。

❹LAO 40° Caudal 20°

右冠動脈入口部や右冠動脈起始部（#1 proximal）の観察が良好

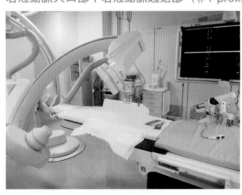
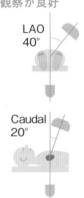
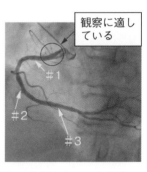

- この角度は近位部の側枝の分離がよく、近位部に病変がある場合の治療（PCI）に使用されることが多い。

❺LAO 30° Cranial 30°

#4AV、#4PDの分離が良好

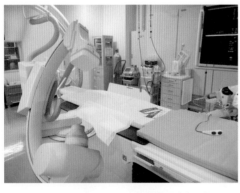
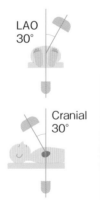
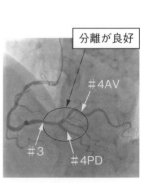

- Straight Cranial 30°で右冠動脈末梢（#3、#4AV、#4PD）の分離が困難な場合に用いられる。

冠動脈造影（CAG）に関連する検査

❶冠動脈バイパスグラフト造影

- 冠動脈疾患（狭窄あるいは閉塞）を伴い、自己の冠動脈だけでは心臓への十分な血流が保持されない場合、冠動脈バイパス術（coronary artery bypass grafting：CABG）が施行されます。

- バイパスに使われる血管は大きく分けて、静脈グラフトと動脈グラフトの2種類があります。

- バイパス造影をカテーテル検査で行う場合、カテーテルの種類は特殊な形のもの（YUMIKOカテーテル、ALカテーテル、IMAカテーテルなど）を用います。バイパスが吻合されている場所により何を使用するかが異なります。

▼冠動脈バイパスグラフトの例

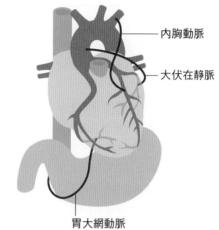

内胸動脈

大伏在静脈

胃大網動脈

静脈グラフト

- 下肢の静脈である大伏在静脈（SV）を採取し、これをグラフト（代用血管）として用います。

- このグラフトは上行大動脈に吻合しており、目的の冠動脈へつながれています。

- 上行大動脈とグラフトの吻合部には手術の際にマーカーと呼ばれる印を付けて、カテーテルによる造影検査の際、吻合部の位置を示す指標としています。

- マーカーの向きは管球の振り方で見え方が変わるので、カテーテルが挿入しやすいマーカーの向きを見せることが必要となります。

- 胸骨を固定しているワイヤーが大伏在静脈グラフト（SVG）の入口部に重ならないように注意することも必要です。

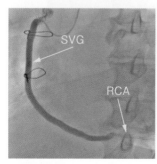

SVG-RCA

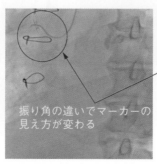

振り角の違いでマーカーの見え方が変わる

LAO 50°

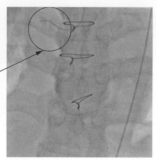

LAO 40°

動脈グラフト

- 右胃大網動脈、橈骨動脈、内胸動脈が用いられます。

▼胃大網動脈（GEA）

- 総肝動脈から枝分かれする胃大網動脈（gastroepiploic artery：GEA）を使い、これをバイパスとし、右冠動脈に吻合する。
- 総肝動脈はいくつもの枝を分岐するため、GEAから離れた場所で造影を行うと、造影剤が分枝に取られてしまい、明瞭な造影とならない。よって、総肝動脈のGEAまでカテーテルを挿入して造影するのが望ましい。

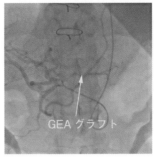

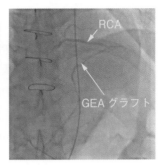

GEA-RCA

▼左内胸動脈（LITA）、右内胸動脈（RITA）

- 左右の内胸動脈（internal thoracic artery：ITA）を使い、左前下行枝や右冠動脈に吻合する。
- 他のSVGなどに比べ、吻合される冠動脈までの距離が長いため、パーニング（寝台移動）を行う際には振り角によるバイパスの走行の変化を頭に入れておき、パーニングをする必要がある。
- 右腕頭動脈、左鎖骨下動脈の吻合部の分離は、Cranial側に管球を振ることで明確になる。

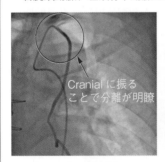
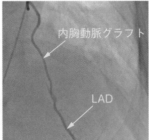
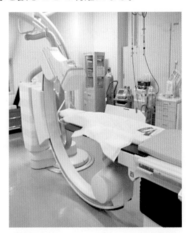

LITA-LAD　Cranial 45°

Cranial 45°

❷エルゴノビン（ERG）負荷試験

• エルゴノビン（ergonovine：ERG）という薬剤を使用して行われる負荷試験です。

• エルゴノビンは冠攣縮を誘発する薬剤で、薬剤を冠注することで冠動脈に対しスパズム（攣縮）の有無を調べることができます。

• アセチルコリンを使う場合もあります。その場合は一時的体外ペーシングが必要となります。

▼ERG負荷試験の流れ

❶左右冠動脈の造影を行い、冠動脈の疾患の有無を調べる。

❷疾患がない場合、最初の左右冠動脈をコントロールし、その静止画をリファレンスモニターに載せる。疾患のある場合には、この時点で負荷試験を中止する。

❸左右どちらかの冠動脈にエルゴノビンを0.2mL（0.04mg）冠注する。このとき、負荷は1分注入、2分観察する。

POINT

負荷中、カテーテル室スタッフはアンギオ画像ばかりに気をとられるのではなく、心電図上のSTの上昇または血圧の上昇などに注意するとともに、患者自身からの胸痛の訴えがないかなどにも注意を配る必要がある。

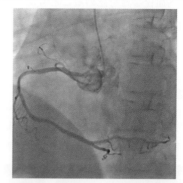

ERG冠注前のRCA（正常）

❹スパズムが起こった場合、硝酸イソソルビド（ニトロール®）を冠注してスパズムを解除する。

❺スパズムが起こらない場合、残りの冠動脈に対しても❸と同様の検査を行い、スパズムの有無の確認が終了した時点でニトロール®を冠注する。

POINT

スパズムが解除されないと不整脈を引き起こすことがあるので、この検査中は除細動器も使用できるようにしておく。

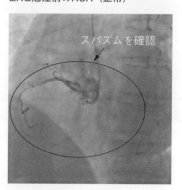

スパズムを確認

ERG冠注後のRCA（スパズム）

その他の左心系のカテーテル検査

❶左室造影（LVG）検査

- 左心カテーテル検査は左右冠動脈造影検査までで終了する場合もありますが、必要に応じて左室造影（LVG）検査を行います。
- 左室造影検査は壁運動評価や、心臓自体が血液を送り出すポンプとしてどれくらいの機能（心駆出率：EF）があるのか、また僧帽弁閉鎖不全（MR）などの弁疾患を調べることを目的としています。心室内血栓などを認めることもあります。
- 冠動脈造影検査でジャドキンス型カテーテル（→p.220）を使用していた場合は、ピッグテールカテーテル（→p.220）への交換が必要です。

▼ 左室造影（LVG）の撮影方法

- アンギオ装置がシングルプレーン（1方向からの撮影）の場合は正面、側面の2回撮影し、バイプレーン（同時2方向からの撮影）の場合は正面・側面を同時に撮影する。

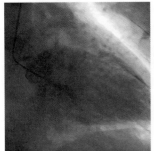

左室正面RAO 30°

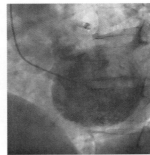

左室側面LAO 50°

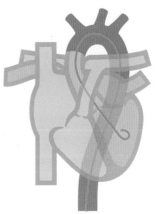

大動脈から左心室にカテーテルを進め、造影剤を注入する。

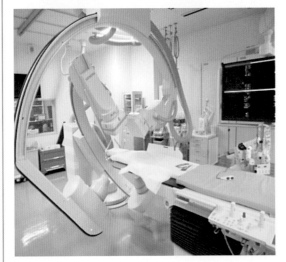

正面RAO 30°　　側面LAO 50°

▼LVGの注意点

- 30〜35mLの造影剤を使うので、造影剤による灼熱感が起こることを事前に患者に説明しておく。
- 呼吸により左室が変動してしまうと正確な心駆出率（EF）が評価できなくなるため、この検査を行う際は患者に息止めをお願いする。
- カテーテルの先端が左室後壁に向いていること（マルチパーパスカテーテルを使う場合は、LAO方向で見て、ひらがなの"し"の形になっていること）を確認する。

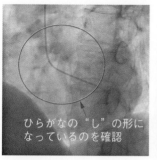
ひらがなの "し" の形に
なっているのを確認

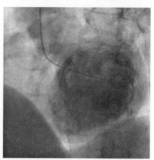

- 僧帽弁閉鎖不全（MR）の評価を行う場合は、左室から左房への造影剤の逆流を観察することを目的とするため、アンギオ装置の有効視野を広げておく。

正常のLVG

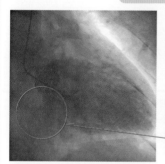

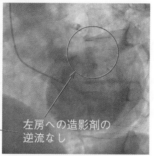
左房への造影剤の
逆流なし

僧帽弁閉鎖不全（MR）のLVG

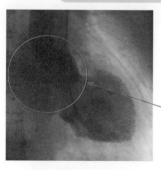

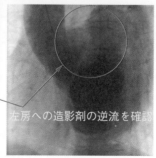
左房への造影剤の逆流を確認

- マルチパーパスカテーテルを用いて検査する場合は、造影の勢いでカテーテルが左室から大動脈へ押し出されることがある。その場合は瞬時に造影を中止する。大動脈内で造影を続けていると解離を引き起こす危険がある。

④ 電気生理学的検査（EPS）

電気生理学的検査（electrophysiologic study：EPS）とは、電極カテーテルを心臓内に挿入し、刺激を与えて不整脈の原因を調べる検査です。
体表面心電図では異常が指摘できなかった症例でも、異常を発見し、診断・治療に結びつけることができます。

検査の目的

- 心臓は全身に血液を循環させるため、収縮と拡張を休まず繰り返しています。このように心臓が動くには電気的刺激が必要であり、安定的に電気刺激を生み出し、その刺激を心筋の隅々まで伝導させることができる回路のことを刺激伝導系（→p.7）といいます。
- 不整脈は刺激伝導系の異常または心筋の異常によって生じています。電気生理学的検査の目的は、刺激伝導系のどこに異常が存在しているかを調べることです。

▼電気生理学的検査の適応

	検査が必要となる主な不整脈	検査の目的
徐脈性不整脈	洞不全症候群、房室ブロック（二枝・高度・二度・三度）	ペースメーカー植込み術（→p.105）の適応の判定
頻脈性不整脈	（発作性）上室頻拍・心室頻拍、心房粗動・細動、心室細動、QT延長症候群	植込み型除細動器（ICD）や高周波心筋焼灼術（カテーテルアブレーション→p.94）の適応の判定、抗不整脈薬の薬効評価

電気生理学的検査の実際

1 数本の電極カテーテルを大腿静脈や内頸静脈から心臓内に挿入する

- 電極カテーテルは各社よりいろいろな電極数、シャフトの太さのものが発売されており、留置する場所により使い分けます。

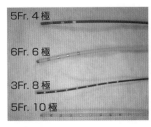

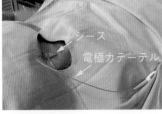

内頸静脈より挿入

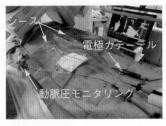

大腿静脈より挿入

▼心内心電図、電極カテーテルの位置

心内心電図

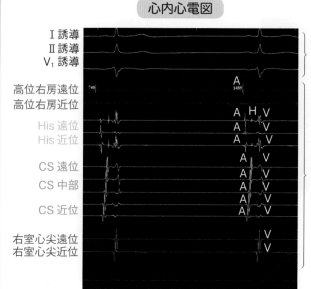

I 誘導	
II 誘導	体表面心電図
V₁ 誘導	3チャネル
高位右房遠位	
高位右房近位	
His 遠位	
His 近位	心内心電図
CS 遠位	12チャネル
CS 中部	
CS 近位	
右室心尖遠位	
右室心尖近位	

A：心房電位
H：His束電位
V：心室電位

電極カテーテルの位置

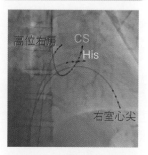

RAO 30°（右前斜位）

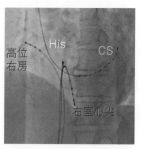

LAO 50°（左前斜位）

His：His束電位記録部位
CS：冠静脈洞

Part **1**

検査

❹ 電気生理学的検査（EPS）

---

2 | 頻回刺激法や期外刺激法を組み合わせて、不整脈を意図的につくり出す

- 不整脈誘発時には血行動態の把握のため、動脈圧のモニタリングを行います。
- 不整脈やショックに対応すべく、除細動器や救急薬品の準備は必須です。

▼頻回刺激法

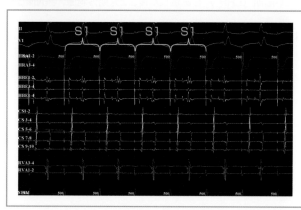

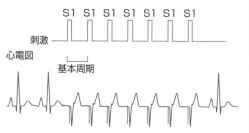

自己の脈拍数よりレートを上げてペーシングする方法。一定の周期（100〜200拍/分）で一定時間（10〜30秒）刺激する。

▼ 期外刺激法

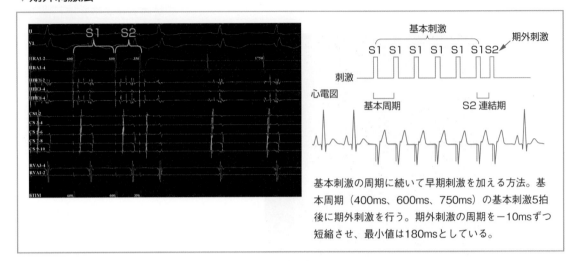

基本刺激の周期に続いて早期刺激を加える方法。基本周期（400ms、600ms、750ms）の基本刺激5拍後に期外刺激を行う。期外刺激の周期を−10msずつ短縮させ、最小値は180msとしている。

▼ 心室頻拍誘発プロトコール（湘南鎌倉総合病院の場合）

A 高位右房刺激

①頻回刺激
②単発期外刺激（基本刺激周期 600ms）

B 右室心尖部刺激

①単発期外刺激（基本刺激周期 600ms＆400ms）
②2発期外刺激（基本刺激周期 400ms）
③頻回刺激（200〜260ppm）
④3発期外刺激（基本刺激周期 400ms）

C 右室流出路刺激

上記B①〜④の繰り返し

A：高位右房の頻回刺激にて洞結節機能を評価し、単発期外刺激にて房室伝導障害の有無を確認する。
B：右室心尖部刺激の単発刺激により基本周期長の有効不応期（ERP*）を決定した後、2発期外刺激、頻回刺激、3発期外刺激の順にプロトコールを進める。
C：右室心尖部刺激で心室頻拍が誘発されない場合は、右室流出路で同様な刺激を加える。

＊　ERP：effective refractory period

Part

2

心臓カテーテル治療

① 心臓カテーテル治療の目的と方法

心臓カテーテル治療とは、X線透視下にカテーテル（医療的に用いられるやわらかい管）を挿入して行う心臓治療の総称です。

全身麻酔のもとで行う外科的手術と比べて患者への侵襲が少なく、早期退院できるメリットがあります。この数十年の医療の進歩によって、多くの疾患が血管からのカテーテルアプローチによって治療できるようになりました。

心臓カテーテル治療の種類

- カテーテルを用いた治療をIVR（interventional radiology）といい、一般にインターベンションとも呼ばれています。
- 心臓カテーテル室で行われるIVRには、経皮的冠動脈形成術（percutaneous coronary intervention：PCI→p.49）、末梢血管形成術（endovascular therapy：EVT→p.75）、カテーテルアブレーション（→p.94）、ペースメーカー植込み術（→p.105）、植込み型除細動器（implantable cardioverter defibrillator：ICD）植込み術（→p.116）、心臓再同期療法（cardiac resynchronization therapy：CRT→p.116）などがあります。治療の目的に応じて、治療方法を選択します。
- いずれも動脈（大腿動脈、上腕動脈、遠位橈骨動脈、橈骨動脈など）もしくは静脈（大腿静脈、鎖骨下静脈、内頸静脈など）からカテーテルを挿入し、心臓まで進めて治療を行います。

▼心臓カテーテル治療の目的と方法

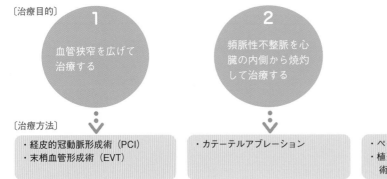
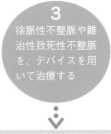

〔治療目的〕

1 血管狭窄を広げて治療する

2 頻脈性不整脈を心臓の内側から焼灼して治療する

3 徐脈性不整脈や難治性致死性不整脈を、デバイスを用いて治療する

〔治療方法〕

- ・経皮的冠動脈形成術（PCI）
- ・末梢血管形成術（EVT）

- ・カテーテルアブレーション

- ・ペースメーカー植込み術
- ・植込み型除細動器（ICD）植込み術/心臓再同期療法（CRT）

治療時の注意点

- 心臓カテーテル治療は低侵襲ではありますが、ある一定の確率で重篤な合併症が発生します（→p.131〜）。それぞれの手技をよく理解したうえで十分な準備・体制を整え、起こりうる合併症を予測し、予防・早期発見・早期対応を心がけることが大切です。

② 経皮的冠動脈形成術（PCI）

経皮的冠動脈形成術（PCI）とは、狭心症や心筋梗塞などの虚血性心疾患に対して行われるカテーテル治療です。

治療の目的

- 動脈硬化などによって狭窄もしくは閉塞した心臓の冠動脈をバルーンやステントによって拡張し、血流の改善を図ります。
- 適応疾患は労作性狭心症、不安定狭心症、急性心筋梗塞などです。

PCIの手順

1	アプローチ部位を決定する

- PCIは、①上腕動脈、②橈骨動脈、③遠位橈骨動脈、④大腿動脈の経皮的穿刺により行われます。
- 止血が容易で穿刺部の出血性合併症が少なく、患者の苦痛が少ない（臥床を強いられることがない）橈骨動脈アプローチが主流ですが、複雑な手技を要する場合には太いカテーテルが使用されるため、より太い大腿動脈アプローチが選択されます。近年、遠位橈骨動脈も積極的に使用されるようになりました。

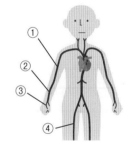

▼心臓カテーテルのアプローチ部位

部位	特徴	アプローチの流れ
❶上腕動脈 ブラキアル (brachial)	主に心臓カテーテル検査で用いられる	肘動脈→上腕動脈→腋窩動脈→鎖骨下動脈→上行大動脈
❷橈骨動脈 ラディアル (radial)	低侵襲	橈骨動脈→肘動脈→腋窩動脈→鎖骨下動脈→上行大動脈
❸遠位橈骨動脈 ディスタル ラディアル (distal radial)	低侵襲 従来の橈骨動脈アプローチでみられる橈骨動脈閉塞を回避できる可能性がある	遠位橈骨動脈→橈骨動脈→肘動脈→腋窩動脈→鎖骨下動脈→上行大動脈
❹大腿動脈 フェモラル (femaral)	安定したデバイス操作、大口径のガイディングカテーテル使用時	大腿動脈→外腸骨動脈→腹部大動脈→下行大動脈→上行大動脈

2 | シースを挿入する

- アプローチ部位を消毒して清潔な布をかぶせた後、局所麻酔をしてからカテーテルの出し入れのためのシース（→p.216）を挿入します。

3 | ガイディングカテーテルを挿入する

- ガイディングカテーテル（→p.220）にガイドワイヤー（→p.223）を通しておきます。
- シースから体内に挿入して、ガイドワイヤーを先行させながらガイディングカテーテルを心臓まで逆行性に進めていき、冠動脈の入口に先端を挿入します。

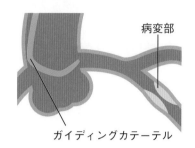

病変部

ガイディングカテーテル

4 | 病変部までPCI用ガイドワイヤーを通していく

- 広げたい病変部から血管末梢までPCI用ガイドワイヤーを通していきます。

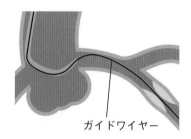

ガイドワイヤー

5 | バルーンの拡張／冠動脈ステントの留置

- PCI用ガイドワイヤーに沿って、バルーンカテーテル（→p.225）やステント（→p.230）などのデバイスを病変部まで押し込みます。
- 位置を確認し、バルーンを加圧器（インデフレーター）で拡張します。
- 病変が石灰化で固い場合には、ロタブレーター（→p.59）と呼ばれるダイヤモンドチップの付いたドリルで血管内を削ることもあります。

▼バルーン拡張

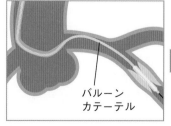

バルーン
カテーテル

①バルーンカテーテルを挿入する。

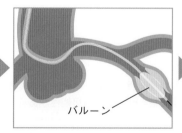

バルーン

②バルーンを拡張する。

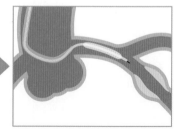

③バルーンカテーテルを収容する。

▼ステント留置

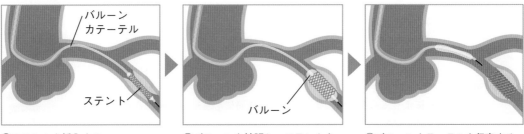

①ステントを挿入する。

②バルーンを拡張し、ステントを留置する。

③バルーンカテーテルを収容する。

▼PCIで使用する主なデバイス（→p.216〜233）

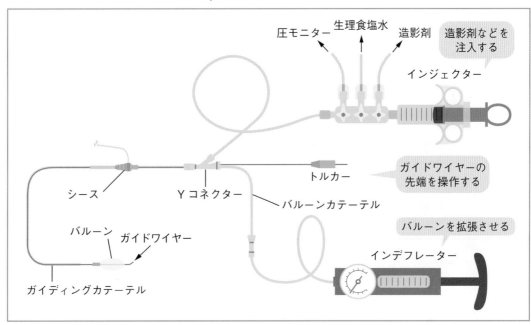

圧モニター　生理食塩水　造影剤

造影剤などを注入する

インジェクター

ガイドワイヤーの先端を操作する

トルカー

シース　　Yコネクター　　バルーンカテーテル

バルーンを拡張させる

バルーン　ガイドワイヤー

インデフレーター

ガイディングカテーテル

---

6 ｜ アプローチ部位の止血を行う

・昔は用手圧迫が基本でしたが、近年は<u>止血デバイス</u>（→ p.234）を用いることが多いです。止血時間の短縮や、医師の止血業務の負担軽減に役立ちますが、まれに止血が完全でないこともあるため、注意が必要です。

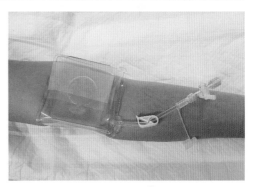

止血デバイスの例（とめ太くん®）

▼PCIによる治療例

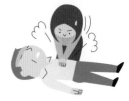

患者	60歳代の男性
主訴	心肺停止（蘇生後）
現病歴	仕事中に突然意識消失し、バイスタンダー（その場に居合わせた人）によって心肺蘇生開始。救急隊現着時に心室細動が確認され、電気的除細動によって正常洞調律に回復しました。当院到着時の意識レベルはほぼ正常で、血圧180/132mmHg、心拍数92回/分でした。

来院時の心電図

下壁誘導（Ⅱ・Ⅲ・aVF）および側壁誘導（V_5–V_6）誘導にST上昇（↑）がみられ、高位側壁誘導（Ⅰ・aVL）およびV_2–V_4誘導にST低下（↓）がみられます。

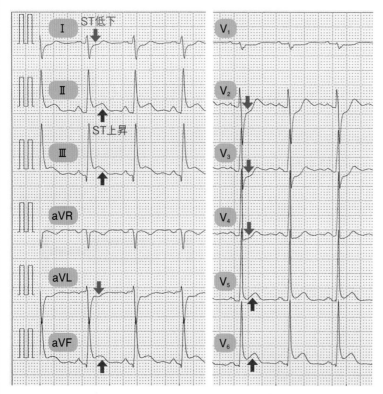

緊急冠動脈造影

下壁（後側壁）の心筋梗塞が疑われ、緊急心臓カテーテル検査を施行。左冠動脈回旋枝に閉塞を認めたため、PCIに移行しました。

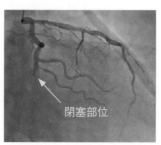

閉塞部位

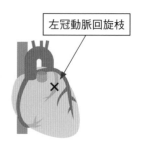

左冠動脈回旋枝

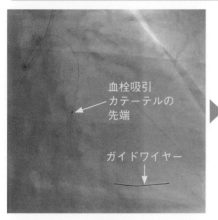

血栓吸引
カテーテルの
先端

ガイドワイヤー

①ガイドワイヤーを通過させ、まず血栓を
　吸引した。

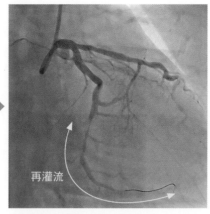

再灌流

②末梢まで血管が造影されるようになった
　（再灌流）。

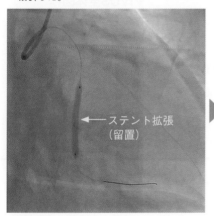

ステント拡張
（留置）

③病変を完全にカバーするようにステント
　を留置した。

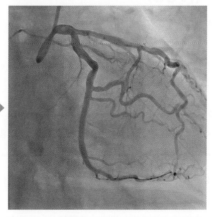

④ステント留置後の造影で良好な血流が確
　認された。

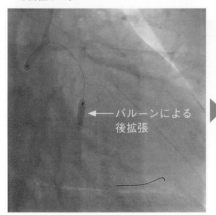

バルーンによる
後拡張

⑤ステントの拡張が不十分と思われる部位
　をバルーンでさらに拡張した。

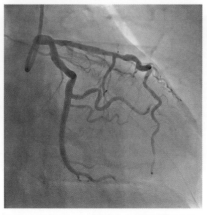

⑥ガイドワイヤーを抜去し、最終造影で良
　好な仕上がりを確認して終了した。

Part
2

治
療

❷
経
皮
的
冠
動
脈
形
成
術
（
P
C
I
）

PCI 関連のキーワード

① 血管内イメージング（IVUS、OCT）
② 冠血流予備量比（FFR）
③ 血栓吸引療法
④ ローテーショナルアテレクトミー（ロータブレーター）
⑤ オービタルアテレクトミー
⑥ 大動脈内バルーンパンピング（IABP）
⑦ 経皮的心肺補助装置（PCPS）
⑧ インペラ（Impella）

①血管内イメージング（IVUS、OCT）

- 近年、経皮的冠動脈形成術（PCI）を行う際に、血管壁の性状や病変長などを把握する血管内イメージングを活用します。造影だけでは明らかにできない血管壁の詳細を知ることで、安全・確実にPCIを行うことができます。

■血管内超音波（IVUS）

- IVUS（intravascular ultrasound）は血管内の様子を詳しく観察するツールです。
- 血管の大きさ、枝との関係、プラークの量や性質、石灰化の有無など、さまざまな情報を知ることができ、血管造影では見えない血管解離が見つかることもあります。
- ステント留置後はステントの拡がり、ステントの圧着状況、ステント内内膜増殖などを観察できます。
- 急性心筋梗塞の病変では、プラークラプチャー（抜け殻のような空洞化）画像や血栓などを観察する場合もあります。

▼IVUS全体図

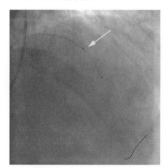

IVUSのカテーテルを挿入する。

▼IVUS画像

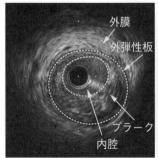

プラーク

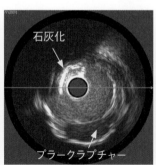

プラークラプチャー

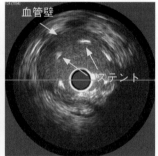

ステントマルアポジション

> **Memo** ステントマルアポジション

ステントの血管壁への圧着が不十分なため、ステントが血管内に浮いているような状態。ステント血栓症の一因となる。ステントがしっかり血管壁に圧着するよう治療する。慢性期に薬剤による過度の細胞障害で起こる場合もある。

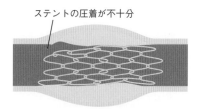

ステントの圧着が不十分

■光干渉断層法（OCT）

- OCT（optical coherence tomography）は、近赤外線を用いた画像診断ツールです。IVUS同様に血管内の詳しい情報を得ることができます。

▼OCTの特徴

- OCTは画像分解能がIVUSより高いので、血管内膜、中膜、外膜の構造まで観察できる。
- OCTはIVUSと比べて画像の深部到達度が低く、カテーテルから遠い位置の血管の情報を得るのは難しい。
- OCTでは、赤血球に赤外線が乱反射するため、OCTで血管内観察中は造影剤を流しながら観察する。

▼病変とOCT画像

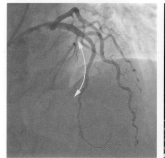
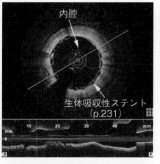

OCTのカテーテルを挿入し、見たい部分に合わせる。

▼正常冠動脈のOCT画像

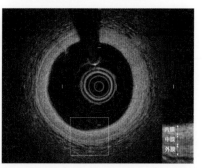

▼さまざまなOCT画像

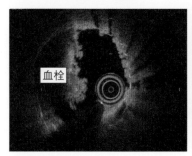

混在性血栓像

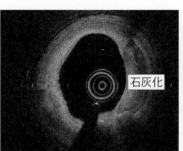

偏心性表在性石灰化病変

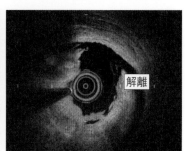

冠動脈解離

②冠血流予備量比（FFR）

- 冠動脈造影時に、中等度の冠動脈狭窄を見つけた場合、血行再建術（経皮的冠動脈形成術もしくは冠動脈バイパス術）を行うかどうかの客観的な基準が必要となります。運動負荷シンチグラフィなどのラジオアイソトープ検査や（→p.20）PET検査は標準的検査ですが、冠動脈検査とは別の日に検査することになるなど、患者にとって利便性の問題点がありました。

- 近年は、冠動脈造影時に、FFR（fractional flow reserve）を測定して機能的狭窄度を評価することが増えています。病変枝ごとに治療適応を判断できること、冠動脈造影時に評価できることで、早めに治療方針を決定できる利点があります。

- シンチグラム検査などの各種負荷検査の陽性所見は、おおむねFFR値0.75〜0.8に一致しており、臨床的にはFFR値0.8以下を治療適応と判断することが多いです[1]。

▼FFRの測定に用いる機器

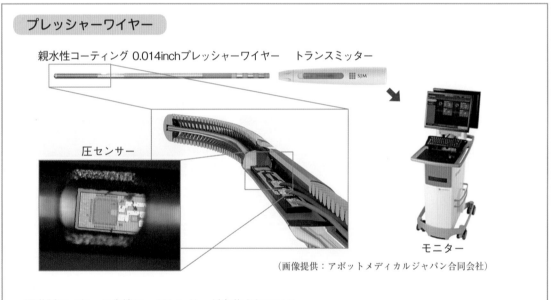

プレッシャーワイヤー

親水性コーティング 0.014inchプレッシャーワイヤー　トランスミッター

圧センサー

モニター

（画像提供：アボットメディカルジャパン合同会社）

- 冠動脈ワイヤーの先端に、圧センサーが内蔵されている。
- 冠動脈入口部と冠動脈遠位部の比が、モニターに表示される。

▼FFRの計測

- FFRは薬剤負荷による最大充血時の、冠動脈入口部と病変部遠位の圧の比として計算される。最大充血時には冠内圧と冠血流の関係は一直線となるため、冠血流の比は冠内圧で表される。つまりFFRは方法論としては圧の比較をしているが、解釈としては、薬剤負荷をかけて血管の最大充血状態にすることで、狭窄病変がないと仮定したときの血液量に対する狭窄存在下の血液量の比と考えることができる。

FFRの簡略式

狭窄した冠動脈

$$FFR ≒ Pd/Pa$$

Pa：冠動脈入口部の圧　　Pd：狭窄部遠位の圧

Pa（冠動脈入口部の圧）

Pd（狭窄部遠位の圧）

- 以下の図に示すように、FFR値は低値になるほど、心筋梗塞／心血管死が多くなると報告されており、低値であるほど内服治療の強化や迅速な血行再建など、より積極的な対応が望ましいです[2]。

▼FFR値と予後の関係

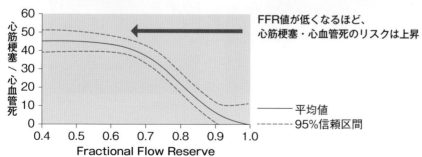

FFR値が低くなるほど、
心筋梗塞・心血管死のリスクは上昇

―――　平均値
-------　95%信頼区間

Barbato E, Toth GG, Johnson NP, et al. A prospective natural history study of coronary atherosclerosis using fractional flow reserve. *J Am Coll Cardiol* 2016；68：2247-2255.

- 正確な評価をするためには、FFRの正確な計測が必要となります。下記の因子がFFR測定に影響を及ぼすため、これらの点を十分に注意して正確な計測を行うことが最も重要です。

▼FFR測定に影響を及ぼす因子

❶ガイドワイヤーイントロデューサー	❺プレッシャーワイヤーの信号のドリフト
❷トランスデューサーの高さ	❻ホイッピング現象
❸ガイディングカテーテルのウェッジング	❼アコーディオン現象
❹サイドホール付きガイディングカテーテル	❽低血圧症例

③血栓吸引療法

- 冠動脈がやわらかい血栓などによって閉塞もしくは狭窄している場合、血栓吸引用カテーテルを用いて血栓を吸引・除去することがあります。
- 具体的には、血栓吸引用カテーテルを冠動脈内に挿入し、手前からゆっくりとカテーテルを進めながら血栓の吸引を行います。
- 主な適応は、急性心筋梗塞・不安定狭心症・心房細動に伴う冠動脈血栓塞栓です。
- 急性心筋梗塞や不安定狭心症の場合、吸引後にバルーン拡張およびステント留置を必要とすることが多いですが、冠動脈血栓塞栓が原因で、かつ血栓吸引後に有意な狭窄がない場合には、吸引のみで治療を終了できることもあります。

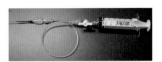

血栓吸引用カテーテルの例

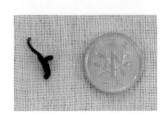

吸引された赤色血栓

▼急性心筋梗塞患者への血栓吸引療法

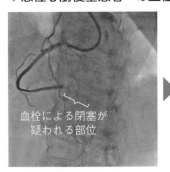

血栓による閉塞が疑われる部位

①治療前造影所見

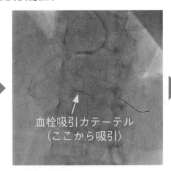

血栓吸引カテーテル（ここから吸引）

②血栓吸引中

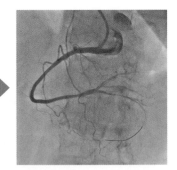

③血栓吸引後

④ローテーショナルアテレクトミー（ロータブレーター）

- ロータブレーターは、先端にダイヤモンド粒子がコーティングされたバー（burr）を、ワイヤーを軸に高速回転させることで、冠動脈内の石灰化プラークを削るデバイスです。糖尿病や慢性腎不全（血液透析）の患者においては、病変が通常のバルーンでは拡張できないほど硬いこと（石灰化プラーク）があり、それらを除去するために使用します。

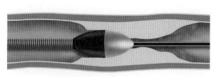

バーを回転させプラークを削る

ROTAPRO™

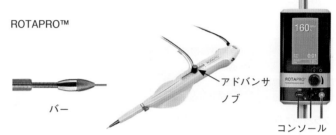

バー

アドバンサ
ノブ

コンソール

国内では1998年頃から使用されているが、2018年にモデルチェンジが行われ（ROTAPRO™）、バーを回転させるスイッチが足元（フットスイッチ）から手元（アドバンサノブのボタン）に変更。また、コンソールも一新されてすべてデジタル表示となった。

（写真提供：ボストン・サイエンティフィック ジャパン株式会社）

■手技の実際

- ロータブレーターを実施する場合、まずガイドワイヤーを専用のロータワイヤーに置き換える必要があります。バーサイズには、直径1.25mmから2.5mmまであり、血管径に合わせてサイズを選択します。
- バー回転時の摩擦を軽減するため、カクテル水（当院ではニトログリセリン・ニコランジル・ヘパリンナトリウムで作成）をデバイスの中に流します。バーを14～19万回転/分の速さで回転させて病変を通過させることで、石灰化プラークを削ります。
- ロータブレーターの仕組みは、安全カミソリでヒゲを剃る場合に皮膚（弾性組織）を傷つけずにヒゲ（非弾性組織）だけが削れるのと同じ原理で、石灰化プラークが選択的に切削することができます。
- ロータブレーターで切除された組織は赤血球より細かく粉砕されて末梢に流れていきます。

■手技中の注意点

- 右冠動脈に対して使用する際には、高度の徐脈に陥ることがあります。そのため当院では、削る直前にアトロピン硫酸塩1mgを静注して徐脈を予防しています。
- ロータブレーターの合併症として、Slow flow（→p.142）、冠動脈解離（→p.136）、冠動脈穿孔（→p.138）、スタックバー（病変にバーが固定され抜去不能な状態）などがありますので、バイタルサインや心電図モニター等にも注意を払い、これら合併症の発生時にはすみやかな対処が求められます。

⑤オービタルアテレクトミー

- オービタルアテレクトミーは、ダイヤモンド粒子がコーティングされたクラウン（crown）を自転させながら軌道回転させて、冠動脈内の石灰化プラークを削るデバイスです。
- ロータブレーターと同様、弾性の乏しい石灰化プラークが選択的に切削されやすいとされています。
- ロータブレーターとの違いは、「クラウンが偏心（重心が偏った構造）となっており、高速回転によって生じる遠心力によって偏心軌道を描きながら切削する点」と、「先端ではなく胴体部分で削る構造となっており、クラウンを両方向にゆっくり動かしながら切削する点」です。

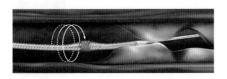

クラウンを回転させプラークを削る

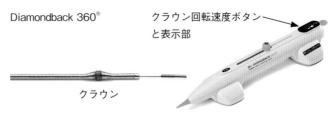

Diamondback 360® 　　　　　クラウン回転速度ボタンと表示部

クラウン

回転スピード（低速と高速の2種類）と操作スピード（前後に動かす）を調整することにより、直径1.25mmのクラウンで、さまざまな血管径の病変を切削することができる。

（写真提供：メディキット株式会社）

■手技の実際

- ロータブレーターと同様、まずガイドワイヤーを専用のバイパーワイヤーに置き換えます。クラウンのサイズは1種類しかありません。
- クラウン回転時の摩擦を軽減するため、バイパースライド混合剤（付属のバイパースライド20mLを生理食塩水1Lに溶解したもの）をデバイスの中に流します。
- クラウンを1分間に8万回転（低速モード）もしくは12万回転（高速モード）させて病変を通過させることで、石灰化プラークを切削します。

■手技中の注意点

- 一般的には、血管断面の270°以上にわたって石灰化が分布していて、高度な屈曲を伴わない新規の病変が主な適応です。
- 血管内イメージングデバイス（IVUSやOCTなど→p.54）で病変の分布と切削の程度を観察しながら実施します。
- ロータブレーターと同様に、合併症としてSlowflow（→p.142）、冠動脈解離（→p.136）、冠動脈穿孔（→p.138）、スタックバーなどがあり、これら合併症に対してあらかじめ対応策を準備しておくことが大切です。

⑥大動脈内バルーンパンピング（IABP）

- IABP（intra-aortic balloon pumping）は、心臓のポンプ機能が著しく低下して薬物療法でも改善効果が乏しい場合や、冠血流の改善目的に用いられる補助循環療法の1つです。
- システムは、IABP装置と挿入するバルーンカテーテルで構成されています。バルーンカテーテルは大腿動脈から挿入され、バルーンを胸部下行大動脈内に固定した後、心拍動に同期させ、バルーンの収縮・拡張を行うことで、①後負荷の軽減、②冠動脈血流量の増加といった効果を得るしくみとなっています。
- この効果により、収縮期圧が軽度に低下しても拡張期圧が増加するため、平均動脈圧が上昇します。心筋を含めた全身の臓器の組織灌流の効果は、平均動脈圧に依存するため、IABPにより全身の組織灌流は改善されます。

▼IABP回路のイメージ

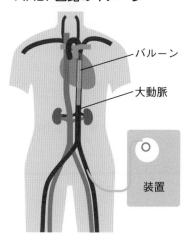

バルーン

大動脈

装置

▼IABP装置の例

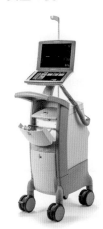

大動脈内バルーンポンプ「CARDIOSAVE™」

（写真提供：ゲティンゲグループ・ジャパン株式会社）

▼IABPの効果①：後負荷の軽減

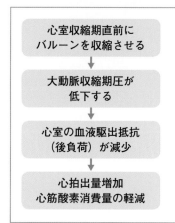

心室収縮期直前に
バルーンを収縮させる

↓

大動脈収縮期圧が
低下する

↓

心室の血液駆出抵抗
（後負荷）が減少

↓

心拍出量増加
心筋酸素消費量の軽減

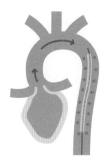

心室収縮期

- 左室の収縮期直前（拡張期末期）にバルーンを収縮させる（systolic unloading）。このバルーンの容積減少により大動脈の収縮期圧が低下（いわゆる後負荷の減少）するため、左室からの血液の駆出の負担が軽減し、心仕事量と心筋酸素需要が減り、心拍出量増加を手助けする。

▼IABPの効果②：冠動脈血流の増加

心室拡張期の始まりに
合わせてバルーンを拡張

↓

大動脈拡張期圧上昇

↓

冠動脈血流量の増加

↓

心筋への血液・
酸素供給量増加

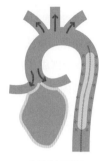

心室拡張期

- 冠動脈は、その心筋収縮の特性上、拡張期優位に血流が得られている。IABPでは、拡張期にバルーンを拡張させることにより、体積効果により拡張期圧を増加させ（diastolic augmentation）、冠動脈の血流量を増加させる効果を示す。

▼IABPの適応と禁忌

適応	禁忌
• 心原性ショック • 重症心不全 • 治療抵抗性不安定狭心症 • 左冠動脈主幹部病変や重症三枝病変の患者が心臓外科手術を受ける場合 • 重症左室機能不全患者の術中コントロール • 手術後の血行動態代償不全 • 僧房弁閉鎖不全症や心室中隔欠損による機械的機能不全を合併した急性心筋梗塞 • 心筋虚血の結果としての治療抵抗性心室頻拍 • 高リスク経皮的冠動脈形成術 • 経皮的冠動脈形成術後slow flowを生じた冠動脈の開存を維持するため	• 大腿・腸骨動脈の解剖学的異常 • 腸骨動脈または腹部大動脈の動脈硬化のために血流の悪いもの • 中等症〜重度の大動脈弁閉鎖不全症 • 大動脈解離または大動脈瘤 • 動脈管開存（肺への異常血流を増強する恐れあり） • 腹部大動脈−大腿動脈バイパスグラフト • 出血傾向 • 敗血症

- 急性心不全における機械的補助循環の適応のめやすは、NYHA分類Ⅳ度（→p.22）、収縮期血圧90mmHg以下、心係数2.0L/分/m²以下、肺動脈楔入圧20mmHg以上です。疾患・病態も考慮してIABPの使用を判断します。

> IABP挿入中は合併症が起こる可能性があるため、注意して観察を行いましょう（→p.157）。

■IABPの実際と駆動中の注意点

1 | 主に鼠径部大腿動脈穿刺によって挿入する

- カテーテル室にて透視装置を用い、ワイヤー先端が大動脈内から分枝に入り込まないか注意しながらワイヤーを進める必要があります。バルーンカテーテルが適切な位置になったところで、シースおよびカテーテル本体を大腿部に縫合固定します。
- 看護師は穿刺部をガーゼ被覆する前に、穿刺部の腫脹の有無・程度と、挿入側の膝窩動脈や足背動脈の触知を確認しておきます。

2 | バルーンカテーテルの位置を調整する

- バルーンカテーテルの先端が左鎖骨下動脈の直下から2cmほどに位置するよう調整します。
- バルーンが心臓から離れすぎてしまうと、その効果が減弱してしまいます。また、腹部大動脈は胸部大動脈よりも石灰化が強いことが多く、バルーンがこの部分で損傷してしまう可能性があります。したがって、バルーンは腹部大動脈にかからないようなるべく下行大動脈上位に留置する必要があります。

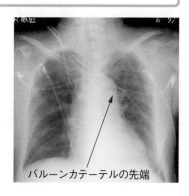

バルーンカテーテルの先端

3 | バルーン拡張・収縮のタイミングを合わせる

- バルーン拡張の開始は心臓の拡張初期（大動脈弁閉鎖直後）、収縮は心臓の収縮期直前に合わせます。これらは患者自身の心電図波形や動脈圧波形によって決定され、トリガーモードとして、心電図によるのか、動脈圧によるのか選択できるようになっています。

- 体動や低電位などで心電図をうまくトリガーできないときなどは動脈圧波形をトリガーとし、血圧が低く動脈圧波形のうまくトリガーできないような場合は、心電図波形をトリガーとして選択します。どちらを選択してもフルオート機能により詳細な設定が可能ですが、患者の状態によって微調整が必要なときがあります。

- 心停止などにPCPSを挿入された状態では、どちらもトリガーとならないため、インターナルトリガーを選択すると強制的にバルーンの収縮・拡張が行われます。

▼バルーン拡張・収縮のタイミング①

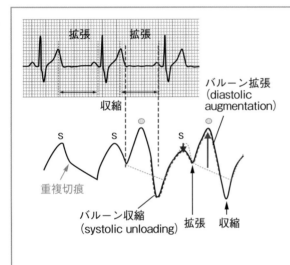

- 非駆動時の動脈圧波形をみると、圧波形の立ち上がりから圧波形がゆるやかに下がる部分に溝がある。これは大動脈弁が閉じることによってできるもので重複切痕という。

- 重複切痕が拡張期の始まりに相当し、バルーンの拡張開始がこれに一致する必要がある。この重複切痕は心電図上ではT波の終点にほぼ一致する。

- バルーン収縮は、拡張末期動脈圧が最低値を示すように調整する。これは収縮期の直前ということになるが、心房が収縮した後に心室の収縮が始まることから考えると、心電図上ではP波の終わりにバルーンの収縮を合わせる必要がある。

▼バルーン拡張・収縮のタイミング②

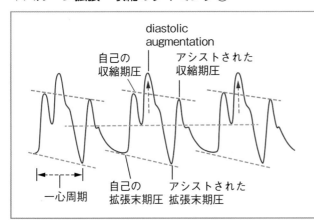

diastolic
augmentation

自己の
収縮期圧

アシストされた
収縮期圧

一心周期

自己の
拡張末期圧

アシストされた
拡張末期圧

• 拡張・収縮のタイミングの微調整は、バルーン先端圧による血圧波形を基準とし、駆動を一時的に1：2にして行う。これにより、効果が最大限発揮される波形上の適正なタイミングの視認が可能である。

4 | 心電図トリガーにて駆動を行う

• 基本的には心電図トリガーにて駆動を行います（不整脈に対する安全制御が行われるため）。

• 心電図誘導波形のR波が低い場合や、P波やT波が高かったり、R波に近い場合、R波をうまく認識できないときは、誘導を変更したり、心電図電極の貼る位置を変更するなどして、R波を適切に認識できるよう調整します。

• 電気メスなどによるノイズで心電図を認識できない場合に限り、動脈圧トリガーを使用します。その他、心室細動や心停止で、心電図、動脈圧ともにトリガーできない状態では、インターナルトリガーモードとして、駆動を同期せず固定して動かすこともあります。

5 | 入力信号表示を確認する

• 心電図は、駆動装置から直接電極を貼付して得られる内部入力と、ベッドサイドモニターに接続した駆動装置から得られる外部入力があります。

• 動脈圧モニターも同様で、バルーンカテーテル先端圧から直接得られる内部入力と、ベッドサイドモニターの動脈圧から得られる外部入力があります。

• 患者移動時には外部入力無効となるため、内部入力に切り替える必要があります。

6 | 抗凝固療法を行う

• 血栓塞栓予防のために抗凝固療法は必須です。ヘパリンを用い、ACT（→p.208）160〜200秒前後にてコントロールを行います。

7 | ヘリウムガスリークがないか確認する

- ガスリークのアラームにより、バルーンに穿孔が起きていることがわかります。システムの接続に異常がなければバルーンに穿孔が起きている可能性が高いと考え、抜去する必要があります。
- バルーンを抜去する際、バルーンに陰圧をかけて抜去しますが、その判断が遅れるとバルーン内に大量の血液が入り込んで凝固し、回収不能となる可能性があるため、早期の判断が必要です。
- バルーンに穿孔が起こっても、内部のガスがバルーン外に大量に漏出して血管内にガス塞栓を起こすことはほぼないといわれています（血圧とガスの表面張力のため）。

■IABPからの離脱の時期

- IABPにより血行動態の改善・安定が認められた場合、IABPの離脱を検討します。
- 指標は収縮期血圧＞100mmHg、肺動脈楔入圧＜20mmHg、心係数2.2〜2.5L/分などですが、個々の症例で判断すべきです。離脱可能と判断した場合、さらに駆動頻度を、1：2を1時間、1：3を1時間へと下げていき、血行動態に著変がないことを確認し抜去を行います。
- 抜去後も循環動態に著変がないことを確認します。

▼IABP挿入中の観察項目

❶ IABP装置の管理	・波形やタイミングの確認 ・アラームの対応 ・チューブの観察；体外チューブ内に血液の流入はないか、接続に異常はないか ・ガスの残量確認
❷患者の管理	・挿入部の確認 ・下肢の虚血の有無 ・心電図電極がしっかりと固定されているか ・胸背部痛、腹痛の有無（大動脈損傷による） ・血圧、脈拍などより心不全状態が改善傾向にあるか ・尿量が確保されているか ・ACTの値は適切か ・採血（Hb、Hct、Plt、Cre、CK、LDH、CRP、WBCなど） ・胸部X線写真の確認 ・感染徴候の有無（発熱、炎症反応など）

⑦経皮的心肺補助装置（PCPS）

- PCPS（percutaneous cardiopulmonary support）は、遠心ポンプと膜型人工肺を用いた閉鎖循環式人工心肺装置です。

- PCPSの回路は、脱送血カニューレ、人工肺・遠心ポンプ、灌流量測定装置と遠心ポンプの駆動装置から構成されています。これらは同じメーカーに統一されていないこともあり、各施設によって回路の構成に多少の違いがあります。

- 大腿静脈から挿入され右房位に位置したカニューレより静脈血を脱血し、人工肺にて酸素化および脱炭酸ガスを行います。これを遠心ポンプにより大腿動脈に挿入されたカニューレより体内に送血することにより、全身の循環補助を行います。

- PCPSは閉鎖回路であるため、送血量と右房での脱血量は同量です。したがって、

〔1分あたりの心拍出量〕＝〔1分あたりの全静脈灌流量〕－〔1分あたりのPCPS脱血量（送血量）〕

となり、左心系の前負荷が減り、左室の仕事量が軽減されます。

▼PCPS回路のイメージ

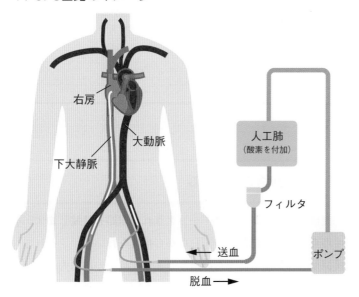

右房
大動脈
下大静脈
人工肺
（酸素を付加）
フィルタ
送血
脱血 →
ポンプ

▼PCPSシステムの例

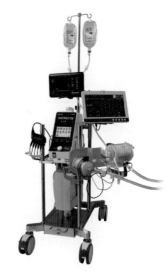

経皮的心肺補助システム
「キャピオックスEBSエマセブ」
（写真提供：テルモ株式会社）

■適応と禁忌

- PCPSの循環器領域での適応と禁忌を表に示します。いずれも急性期に対応するものであり、原疾患の治療が可能な場合のみ適応になります。

▼PCPSの適応と禁忌

適応	禁忌
• 心肺停止 • IABPを用いてもコントロールできない心原性ショック（急性心筋梗塞や劇症型心筋炎） • 急性右心不全に伴う心原性ショック（右室梗塞や肺塞栓症） • 難治性致死性不整脈 • 心筋梗塞に合併した心室中隔穿孔や房室弁閉鎖不全 • ハイリスク症例に対するPCIやCABG施行時にIABPと併用 • 大血管手術時、開心術後人工心肺離脱困難例 • 重症呼吸不全	• 重症下肢閉塞性動脈硬化症 • 中等度以上の大動脈弁閉鎖不全症 • 原疾患の予後が不良な症例

小林宣明, 畑典武：IABP, PCPS. 北風政史責任編集, 心不全の急性期対応, 中山書店, 東京, 2010：165. より一部改変して転載

PCPS挿入中は合併症が起こる可能性があるため、注意して観察を行いましょう（→p.157〜）。

■PCPSの実際と駆動中の注意点

> **1**　動脈、静脈にカニューレを挿入し、回路を接続する

• 動脈、静脈にそれぞれ挿入された送血、脱血カニューレとプライミングされた回路を接続します。その際、接続部に気泡が入らないように生理食塩水を接続部に注入しながら接続を行います。それでも気泡が残存混入してしまった場合は、接続部近傍の脱気孔から排出させます。気泡が回路内から抜けたことを確認し、送血・脱血カニューレのクランプを解除し、遠心ポンプを回転させます。

• 酸素血流比＝1、FiO_2（吸入気酸素濃度）＝ 100%で開始し、その後の循環動態をみながら適宜調節していきます。

POINT

PCPSは多くの場合、緊急時に使用されます。通常はpriming solution（充填液）として生理食塩水が用いられます。auto priming system（自動充填システム）により回路内を生理食塩水で充填するのに5〜10分ほど時間を要すため、緊急時に備え、普段から手順を理解しておく必要があります。

2 | 作動中の循環動態を確認する

- 大腿動脈から挿入されたカニューレにより逆行性送血されます。心機能低下症例では、PCPSを高流量にて灌流すると、大動脈圧、左室拡張期圧、左房圧の上昇をきたし、左心系の後負荷が増大する可能性があります。逆に、PCPSの灌流量が少なすぎると、右心系での脱血が少なくなり、左心系への流入が多くなり前負荷が増大する場合があります。各臓器・組織の灌流が得られるよう、血圧をみながらPCPSの灌流量を調節します。

POINT

PCPSを挿入する時点では、心原性ショックにより低血圧になっていることが多く、また、サードスペースへの水分の移動があり、循環血漿量が減少しています。このため十分な補液を必要とすることが多くなります。

3 | 自己肺と人工肺のガス交換能の見方を確認する

- 右上肢（上腕動脈か橈骨動脈）から動脈血採血を行います。右上肢は心臓から最初に分岐し、またPCPSの送血カニューレから最も離れています。右上肢からの動脈血と同時に、PCPSの動脈血からも採血を行い、両者の血液ガス分析を行います。
- 心機能が高度に低下しているときは、PCPSからの送血の影響を強く受けるため、右上肢からの動脈血は、PCPSからの動脈血と近い値をとります。心機能が改善してくると、PCPSからの血液よりも、自己肺で酸素化された血液が右上肢に届くようになるため、両者のガス分析に解離がみられるようになります。

▼PCPS作動中の血液の状態

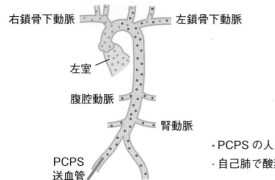

右鎖骨下動脈　左鎖骨下動脈
左室
腹腔動脈
腎動脈
PCPS
送血管

- PCPS の人工肺で酸素化された血液
- 自己肺で酸素化され、左室より駆出された血液

4	抗凝固療法を行う

- 血栓塞栓予防のために抗凝固療法は必須です。ヘパリンを用い、ACT（→p.208）を160〜200秒前後にてコントロールを行います。

■PCPSからの離脱の時期

- 離脱に関して確固たる基準はありません。スワン・ガンツカテーテルや心エコー、血ガスなどで左心機能を総合的に評価し、改善傾向に合わせて、PCPSの灌流量・回転数を徐々に減らしていきます。
- 1.5L/分以下になると回路内凝固の可能性が高まってくるため、離脱を図ります。

▼PCPS挿入中の観察項目

❶PCPS装置の管理	・ポンプ灌流量と回転数を1時間ごとに確認し、記録する ・脱血不良の特徴として、脱血チューブの振動がないか観察する ・回路の血液の色：脱血と送血回路の血液の色が同じであればガス交換のトラブルが考えられる ・人工肺から血漿が漏出していないか：長時間の使用により血漿が漏れると、ガス交換能が低下する。人工肺の寿命と考える ・遠心ポンプから異音が発生していないか：遠心ポンプの軸に血液が浸潤すると「カリカリ」と摩擦音がする
❷患者の管理	・血圧、脈拍、呼吸、体温、尿量 ・下肢の血流障害：色調、温度差、動脈触知、腫脹の有無 ・穿刺部からの出血、消化管出血、気管内出血、血尿、歯肉出血、鼻出血 ・ACTの値は適切か ・採血（Hb、Hct、Plt、Cre、CK、LDH、CRP、WBCなど） ・感染徴候の有無（発熱、炎症反応など）

⑧インペラ（Impella）

- インペラは、先端に軸流ポンプを装着したカテーテルを、鼠径部や鎖骨の下から心臓の左室内に挿入し、その軸流ポンプを用いて左室内から大動脈に血流を汲み出すことで、病気によって低下した心臓のポンプ機能を補助する装置です。

▼インペラのイメージ

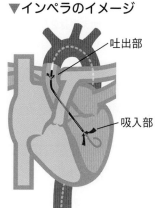

吐出部

吸入部

■適応と禁忌

- 心原性ショックなど、薬物療法抵抗性の急性心不全に対して使用されます。
- 心原性ショックとは、あらゆる内科的治療抵抗性の急性心不全を主体とする循環不全が遷延する症例であり、IABPまたはPCPSによる補助循環のみでは不十分と想定される病態にあるものです。
- 禁忌は、大動脈弁機械弁留置後、中等度以上の大動脈弁閉鎖不全症です。左室内血栓症例は禁忌ではありませんが、インペラが血栓を吸い込みポンプが停止する恐れがあるため、注意を要します。

Check!   心原性ショックとは？

院内外発症の心疾患による救急初療時ショック状態（下の大項目のうち1つと小項目を1つ以上満たした状態）を呈したもの。院外心停止患者については、自己心拍再開後もショック状態が遷延しているものを含めます。

大項目
①収縮期血圧100mmHg未満かつ心拍数60未満もしくは100/分以上
②通常収縮期血圧より30mmHg以上の低下

小項目
冷汗、皮膚蒼白、チアノーゼ、爪床反応2秒以上の遅延、意識障害（JCS＞2以上）など初療医が末梢循環不全と判断した場合

■インペラに用いるカテーテル

- 現在3種類のカテーテルが使用可能であり、最大流量がそれぞれ異なります。

▼インペラに用いるカテーテルの種類

Impella 2.5	Impella CP	Impella 5.0
• 最大補助流量は2.5L/分、ポンプ径は12Fr. • 一般的に体型が小さい人に使用する • 大腿動脈から挿入する	• 最大補助流量が3.7L/分、ポンプ径は14Fr. • 2019年5月に保険収載された • 14Fr.ではあるものの補助流量が増え、より効果的なデバイスと考えられている	• 最大補助流量が5.0L/分であり、ポンプ径は21Fr. • 一般的に外科的に大腿動脈もしくは鎖骨下動脈の血管を露出し、必要に応じて人工血管を使用して挿入する

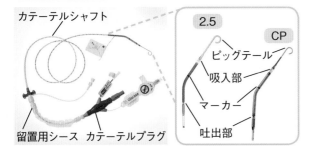

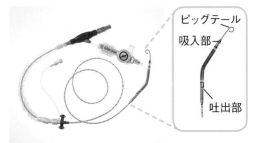

(写真提供：日本アビオメッド株式会社)

■インペラの実際と注意点

1 シースを挿入する

- 挿入部位は、主に鼠径部大腿動脈と鎖骨下動脈です。鎖骨下動脈は外科的処置の場合に選択され、カテーテル室にて行われる手技としては大腿動脈からの挿入がほとんどです。
- 透視装置を用いて大腿動脈を大腿骨頭のところで穿刺を行い、シースを挿入します（インペラ用のピールオフシースを入れるため、6～8Fr.のものを使用します）。
- 下行大動脈の造影を行い、血管の走行の確認をします。必要に応じてダイレーターで拡張後、ピールオフシース（→p.218）を挿入します。

2 ガイドワイヤーを挿入する

- 0.035インチの血管造影用ガイドワイヤーを用いて、造影用カテーテル（当院では主にピッグテールカテーテルを用います）を左心室内に逆行性に挿入します。
- カテーテルを左心室内に残し、0.018インチの留置用ガイドワイヤーを左心室内に進め、ガイドワイヤーのみを残しカテーテルを抜去します。

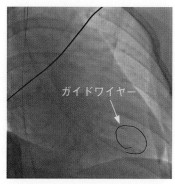

ガイドワイヤーを残しカテーテルを抜去する。

3 インペラのマーカーを大動脈弁に合わせる

- 0.018インチのガイドワイヤーに沿わせ、インペラのカテーテルを透視を見ながら慎重に進め、吸入部が左心室内に位置するように留置します。
- 不透過のマーカーが大動脈弁のところに位置し、吐出部が上行大動脈にあることを確認します。

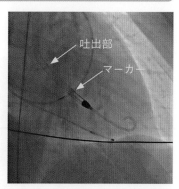

マーカーが大動脈弁のところにあり、吐出部が上行大動脈にあることを確認する。

POINT

　吸入部は左室内に正しく留置されるように、最初に留置する際に透視にて確認します。最初は良い位置に留置しても多少ずれてくることがあるため、その場合は心エコーで確認して調節します。心エコーはベッドサイドで簡易的にできるため第一選択となります。

　ほかにX線撮影で位置を確認する方法もあります。また、透視を用いて位置を調節しなければならない状態であれば、カテーテル室へ移動することも考慮しなければなりません。

4 補助を開始する

- 吸入部・吐出部が適切な位置に留置されると、モニターの位置波形が大動脈圧波形を示すため、補助を開始します。補助開始を選択すると制御装置が自動で段階的に補助レベル、流量を上げるしくみとなっています。
- 留置用の0.018インチのガイドワイヤーを抜去し補助を開始します。一般的にP2にて補助を開始します。モニターでのモータ波形はパルス状の波形になります。
- インペラが正しく駆動していることを確認し、ピールオフシースを抜去し、止血弁を分割するように折り曲げてピールオフを行います。
- 留置用シースを血管内に挿入し、皮膚と固定し終了です。

POINT

　モニターの波形（位置波形とモータ波形）を常に観察することが大事です。もし波形が出なくなった場合はカテーテルの位置がずれている可能性もあるため、心エコーなどでの評価が必要になります。

▼モニターの例

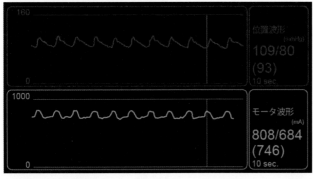 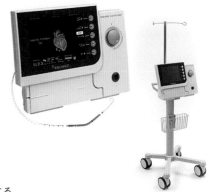

位置波形が大動脈波形、モータ波形がパルス状の波形であることを確認する。
留置位置などの異常がある場合には、モニター上にアラームが表示される。

（写真提供：日本アビオメッド株式会社）

5 抗凝固療法を行う

- 血栓塞栓予防のために抗凝固療法は必須です。ヘパリンを用い、ACT（→p.208）を160〜200秒前後でコントロールします。
- ACTは4〜8時間ごとに測定し調節することが推奨されています。

③ 末梢血管形成術（EVT）

末梢血管形成術（endovascular therapy：EVT）とは、冠動脈以外の血管に対して行う、カテーテル治療のことです。機器の進歩により、今まで外科手術でしか治療ができなった症例も、カテーテルで治療ができるようになってきました。

下肢閉塞性動脈硬化症

- 下肢閉塞性動脈硬化症は、下肢の血管（腸骨動脈・大腿膝窩動脈・膝下血管）の狭窄・閉塞により、間欠跛行や虚血による潰瘍を呈した、いわば足の狭心症です。
- 重症度に応じてラザフォード（Rutherford）分類の1〜6まで分類され、特に4以上は重症下肢虚血（critical limb ischemia：CLI）と定義され、緊急の治療を必要とします。
- 治療対象の血管は、大きく腸骨動脈領域、鼠径部以下を浅大腿膝窩動脈領域、膝関節以下を膝下動脈領域と、3か所に分けられます。治療方法やアプローチ部位など、部位によって異なった性質があります。

▼ラザフォード分類

分類	症状
1	末梢冷感・しびれ
2	軽度跛行
3	重度跛行 （連続歩行200m以下）
4	安静時疼痛
5	下肢潰瘍
6	重度下肢潰瘍 （中足骨に至る）

分類3までの症例は膝窩動脈までが、分類4以上は足趾の血管までが治療対象となる。

▼治療対象血管

部位		アプローチ部位	特徴	治療デバイス
腸骨動脈	総腸骨動脈 外腸骨動脈 内腸骨動脈	・同側総大腿動脈 ・対側総大腿動脈 ・上腕動脈 ・遠位/前腕橈骨動脈	・ステント治療の成績が良い ・後腹膜に固定されているため、あまり血管は動かない	・金属ステント ・ステントグラフト ・通常バルーン
浅大腿膝窩動脈	総大腿動脈 浅大腿動脈 膝窩動脈 深大腿動脈	・同側総大腿動脈 ・対側総大腿動脈 ※近位部の病変であれば、上腕動脈・遠位/前腕橈骨動脈からも治療可能	・治療の選択肢が最も多い ・屈曲や伸展など、動作による外力を最も受ける	・金属ステント ・薬剤溶出性ステント ・ステントグラフト ・Supera™ ・薬剤溶出性バルーン ・通常バルーン
膝下動脈	前脛骨動脈 後脛骨動脈 腓骨動脈 足背動脈 足底動脈	・主に同側総大腿動脈 ※アプローチ部位がなければ、対側鼠径動脈から治療することもある	・重症下肢虚血のみ適応 ・血管径が冠動脈程度に細い ・通常バルーン拡張のみ使用できる	・通常バルーン

❶アプローチ部位の決定

- アプローチ部位を決定するための因子は、カテーテルのサイズ、病変の重症度、最終的に留置するステントの種類です。主に総大腿動脈から行いますが、治療可能な症例では、低侵襲な上肢の動脈から治療することもあります。
- 慢性完全閉塞（CTO）の症例では、末梢側の血管からワイヤーを挿入する、ディスタールパンクチャー Memo が必要になることもあります。

▼下肢閉塞性動脈硬化症に対するアプローチ部位と特徴

アプローチ部位	主な治療部位	特徴
同側総大腿動脈	• 同側のすべての下肢動脈	• 太いサイズのカテーテルも挿入可能 • ガイドワイヤーの操作性が良い • 穿刺部合併症のリスクがある
対側総大腿動脈	• 両側の腸骨動脈 • 対側の浅大腿膝窩動脈	• 太いサイズのカテーテルも挿入可能 • 浅大腿膝窩動脈の治療の際、腸骨動脈も治療できる • 腸骨動脈の蛇行があると、ガイドワイヤーの操作性が落ちる • 穿刺部合併症のリスクがある
上腕動脈	• 腸骨動脈 • 総大腿動脈 • 浅大腿動脈近位部〜中間部	• 6Fr.までのカテーテルが使用できる • 浅大腿動脈近位部まではステントが使用できる • 低侵襲だが、橈骨動脈に比べると出血リスクが高い
遠位/ 前腕橈骨動脈	• 腸骨動脈 • 総大腿動脈 • 浅大腿動脈近位部	• 6Fr.までのカテーテルが使用できる • ステントは腸骨動脈までしか使用ができない • 出血のリスクが非常に低い

Memo ディスタールパンクチャー

EVTでは、ガイドワイヤーが通過しなければ、何もできません。ディスタールパンクチャーとは、閉塞している血管の末梢から穿刺することで、レトログレードアプローチを可能とする方法です。

末梢からワイヤーを持ち込むことを、レトログレードアプローチといいますが、病変と手元が近いためガイドワイヤーの操作性が上がります。そのため、手技の成功率が上がり、手技時間の短縮につながります。

造影をガイドにして穿刺することも多いですが、最近ではエコーガイドの穿刺も行われています。

▼ディスタールパンクチャー可能な部位

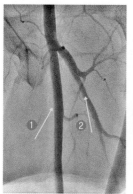
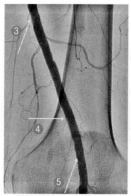
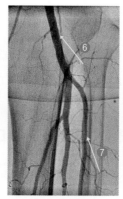
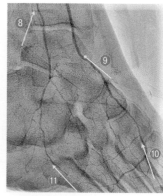

❶高位浅大腿動脈
❷深大腿動脈

❸前部低位浅大腿動脈
❹横部膝窩動脈
❺後部膝窩動脈

❻前部低位膝窩動脈
❼高位脛骨動脈

❽低位後脛骨動脈
❾足背動脈
❿趾間動脈
⓫足底動脈

❷EVTに特有のデバイス

- EVTでは持ち込むデバイスが太いため、太いガイディングカテーテルが必要となります。そのため、ガイディングシースという、直接血管内に挿入できるカテーテルを使用します。

▼ガイディングシース

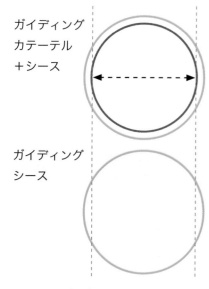

ガイディング
カテーテル
＋シース

ガイディング
シース

カテーテルが一重であるため、同じ太さのシースでも内腔が大きくなる

ガイディングシース	サイズ	特徴
Destination®	5, 6, 7, 8Fr.	・血管追従性が強い
Destination Slender®	6Fr.	・上肢からのアプローチ用
Sheathless PV	5, 6Fr.	・手元に近い部位が疎水性で、バックアップが強い
Parent Plus™	3.3, 4.5, 6Fr.	・形状にバリエーションが多い
Parent Cross™	6, 7Fr.	・対側大腿動脈アプローチ用に改良された
Flexor® Ansel	4, 5, 6, 7, 8, 9Fr.	・サイズバリエーションが多い
RIKISHI®	6Fr.	・大腿深動脈（DFA）*に挿入し、サイドホールから治療を行う

＊DFA：deep femoral artery

- 下肢動脈は歩行による影響のため、屈曲、伸縮、捻転、圧縮といったさまざまな力が掛かります。そのため、血管が固定されている部位以外は、形状記憶合金（ナイチノール）でできた自己拡張型ステント用いることが多いです。
- 浅大腿膝窩動脈領域では特に動きが大きいため、部位や病変に応じて選択を行います。場合によっては、薬剤溶出性バルーン（→p.229）による拡張を行い、ステントを残さないこともあります。

❸治療の実際①：対側総大腿動脈アプローチ

1 ┃ カテーテルを挿入する

- 透視またはエコーのガイドで穿刺を行い、血管内へカテーテルを挿入します。
- IMAなどの造影カテーテルを使用して対側の腸骨動脈へガイドワイヤーを進め、ガイドワイヤーと造影カテーテルを軸にガイディングシースを進めます。

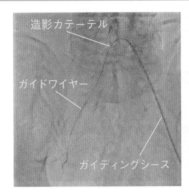
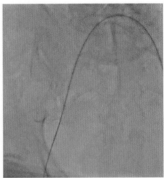

2 ┃ 造影を行う

- 最初に造影を行い、石灰化を確認するための確認撮影も行います。

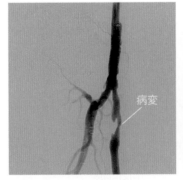
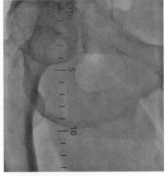

石灰化を透視で確認

3 | ガイドワイヤーを通過させる

- PCIと同様、ガイドワイヤーを病変に通過させます。通過させるワイヤーはPCIと同様の0.014インチのほか、0.018インチ、0.035インチを使用することもあります。
- CTOの症例では、血管内超音波（IVUS）や体表エコーでワイヤーの位置を確認しながら進めることも可能です。

▼体表エコーガイド、IVUSガイドによる確認

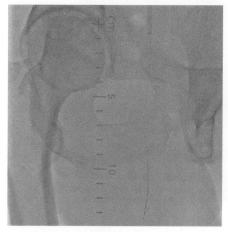
ガイドワイヤーの通過

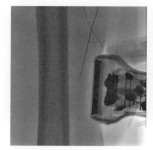
体表エコーガイド

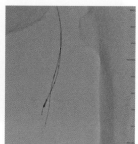
IVUSガイド

4 | IVUSを確認する

- 病変の性状やガイドワイヤーの通過位置を確かめるため、IVUSにて確認を行います。
- 必要に応じて、ガイドワイヤーを通過し直すこともあります。

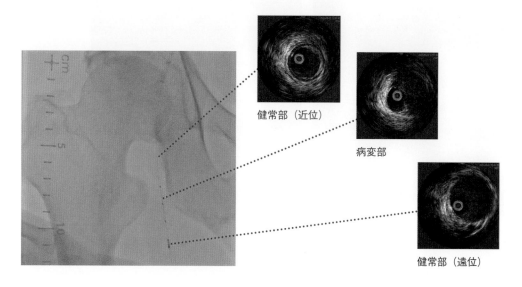
健常部（近位）

病変部

健常部（遠位）

5 血管拡張を行う

- 下肢動脈の病変は石灰化や偏心性（狭窄の偏り）が強いことが多いため、前拡張が必須となります。
- ステントを使用しないで終了したい場合は長いバルーン（ロングバルーン）やスコアリングバルーン、カッティングバルーン（→p.229）を使用することもあります。

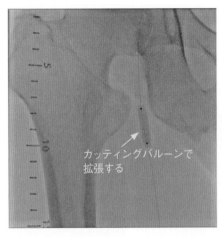

カッティングバルーンで拡張する

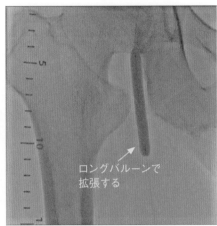

ロングバルーンで拡張する

6 ステント留置、薬剤溶出性バルーンの拡張を行う

- 仕上げの治療です。適応と成績の関係で、腸骨動脈領域は金属ステント留置が、膝下動脈領域はバルーン拡張が基本となりますが、浅大腿膝窩動脈領域はさまざまなデバイスがあります（→p.81）。
- 浅大腿膝窩動脈領域の治療は多数の選択肢があり、病変の部位や重症度に応じて選択します。

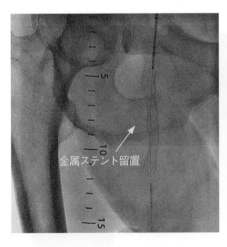

金属ステント留置

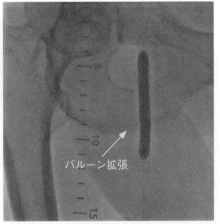

バルーン拡張

7 | 最終造影を確認し、止血する

- 拡張が十分か、出血がないか、血流が遅くなった状態（Slow flow→p.142）がないかを確認します。IVUSで最終確認を行うと、なおよいです。
- 大腿動脈穿刺の場合は、用手圧迫か止血デバイス（アンジオシール™、エクソシール™、パークローズ®など→p.236〜237）で止血を行います。3か月以内に同一部位からの穿刺が必要な場合、穿刺部に動脈硬化が強い場合は、用手圧迫を選択します。
- 上肢からのアプローチの場合は、TRバンド™などの止血デバイス（→p.234）を使用します。

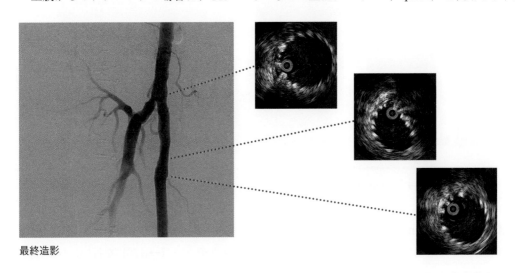

最終造影

> **Memo** 浅大腿膝窩動脈領域の治療デバイス
>
> 浅大腿膝窩動脈領域は、以前はバルーン拡張しかできず、使用できるデバイスも制限がされていましたが、徐々に導入され、現在では金属ステント（ベアナイチノールステント）、薬剤コーティングステント、ステントグラフト、薬剤溶出性バルーン、薬剤溶出性ステント、編込み型ベアナイチノールステントの順に使用可能となりました。
> 浅大腿膝窩動脈は非常に動きが大きい部位であるため、一時期ステントを留置しない方策（Leave nothing behind：リーブナッシングビハインド）が主流でしたが、下肢閉塞性動脈硬化症の多彩な病変には限界がありました。そのため、病変に応じて最終的に使用するデバイスを選択する必要があります。
> ただし、どのデバイスも不適当な場合は、現在でもバルーン拡張のみで終わることもあります。

❹治療の実際②：同側総大腿動脈アプローチ

1 | カテーテルを挿入する

- 対側アプローチと同様、透視またはエコーのガイドで穿刺を行い、血管内へカテーテルを挿入します。

2 ｜ 造影を行う

- 造影を行い、病変の確認を行います。浅大腿動脈の血管と異なり細いため、DSA*（デジタルサブトラクションアンギオグラフィ）という血管を浮かび上がらせる撮影を多用します。
- 膝下血管の治療の時は、難易度や手技時間が大きく異なります。3本の血管の内、どこまで拡張するかは、病態の重症度に応じて決定します。

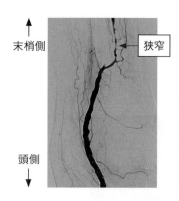
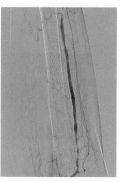
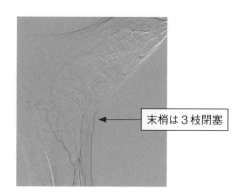

3 ｜ ガイドワイヤーを通過させる

- 膝下血管は2〜4mm程度であり、主にワイヤーは0.014インチワイヤーを用います。
- 順行方向から通過できない場合は、ディスタールパンクチャー（→p.76）を行い、ワイヤーを通過させます。
- 本症例では、足底動脈弓を経由して、前脛骨動脈から後脛骨動脈へワイヤーを進めました。

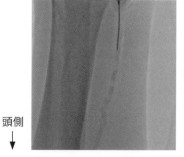
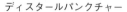
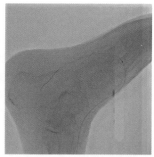

ディスタールパンクチャー　　足底動脈経由でのワイヤー通過

＊DSA：digital subtraction angiography

4 | ランデブーを行う

- 逆行性に進めたガイドワイヤーと順行性に進めてガイド
  ワイヤーを同じ血管腔に入れています。確実性を得るた
  め、逆行性に進めたマイクロカテーテルにワイヤーを通
  しますが、このことをランデブーといいます。

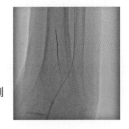

頭側
↓

5 | 血管拡張を行う

- 日本では膝下血管の治療で使
  えるデバイスはバルーンのみ
  であるため、ロングバルーン
  を用いてしっかりと拡張しま
  す。最近は、十分なサイズを
  選択するため、IVUSを行う
  場合もあります。

頭側
↓

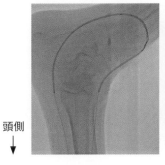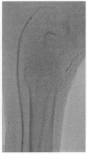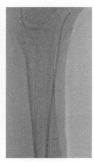

6 | 最終造影を確認し、止血する

- 拡張が十分か、出血がないか、血流が遅くなった状態（Slow flow→p.142）がないかを確認します。
- ここでも、DSAを用いて撮影をしています。
- 対側の大腿動脈穿刺と同様、用手圧迫か止血デバイス（→p.234〜237）を使用します。ただし、
  同側順行穿刺の場合は、プラークや深大腿動脈に止血デバイスが引っかかり、不成功に終わるこ
  ともあるため、注意が必要です。

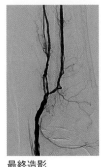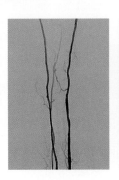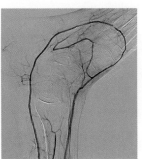

頭側
↓

最終造影

腎動脈狭窄症

- 腎動脈狭窄症は、腎臓の血流が障害されることで、レニン-アンギオテンシン-アルドステロン系の異常をきたし、難治性高血圧症や急性心不全を発症します。
- 腎動脈は頭側から尾側方向に伸びているため、上肢からのアプローチが同軸性が取れます。

▼腎動脈の解剖

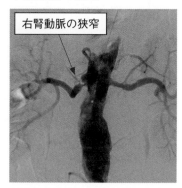

腎動脈狭窄症の1例。頭側から尾側の方向に向いている。

❶治療の実際

1 カテーテルを挿入する

- 遠位橈骨動脈、橈骨動脈、上腕動脈を穿刺し、カテーテルを挿入します。
- 使用するカテーテルは、腎動脈に向くようにJR型（→p.220）を使用します。

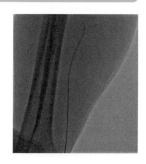

2 ワイヤーを下行大動脈へ進める

- ワイヤーを下行大動脈に進めますが、進みにくい時はピッグテールカテーテルなどで方向付けをします。
- 0.035インチワイヤーを充分進めることで、カテーテルのエッジが大動脈壁を傷つけないようにします（no touch technique）。

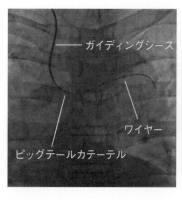

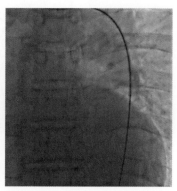

3 | 造影を行う

- 透視画像を参考に、第1腰椎〜第2腰椎の辺りまで進め、造影を行います。この時、多量の造影剤は腎臓にダメージを与えてしまうため、5mLずつくらいまでにとどめます。
- 腎動脈は左斜位15〜20°（LAO 15〜20° →p.33）に傾けると正面に見えます。

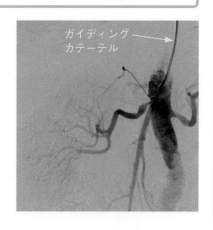

ガイディングカテーテル

4 | IVUSを確認する

- 0.014インチガイドワイヤーを挿入後、IVUS（→p.54）で病変を確認します。特に、入口部の正確な位置を確認するのに有用です。

5 | 血管を拡張する

- バルーンで前拡張後、金属ステントを留置します。
- 腎動脈では、バルーン拡張型の金属ステントのみが適応となっています。

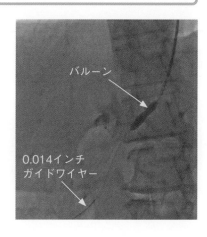

バルーン

0.014インチガイドワイヤー

---

6 | 確認造影を行う

- 造影にて拡張を確認します。この際、ステントの拡張だけでなく、末梢塞栓による欠損像がない
かも確認します。

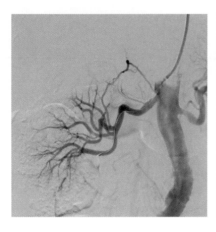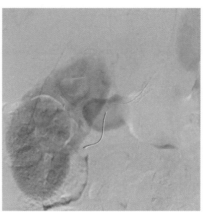

---

7 | 止血を行う

- 止血方法は、PCIなどの上肢からのアプローチと同様です。

鎖骨下動脈狭窄症

- 鎖骨下動脈の狭窄では、腕を動かした際に急に力が入らなくなる<u>上肢跛行</u>や、椎骨動脈への血流が障
害されてふらつき（<u>盗血症候群</u>）が生じることがあります。
- プラークが椎骨動脈に飛ぶと<u>脳梗塞</u>をきたすこともあり、注意が必要です。治療においてもプラーク
が飛ぶことを防ぐため、拡張ごとに腕側のカテーテルから吸引を行います。
- 使用するステントは、バルーン拡張型ステントか自己拡張型ステントが用いられ、いずれも金属ステ
ントのみが適応となります。

▼鎖骨下動脈狭窄症の治療の実際

①

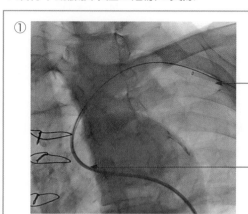

5Fr.ガイディングシース
・吸引用
・病変との距離があれば椎骨動脈の保護が可能

6Fr.ガイディングシース
・デバイス持ち込み用
・途中まではフィルター使用可能

大腿動脈と遠位橈骨動脈からカテーテルを挿入します。

遠位橈骨動脈が穿刺しにくければ、前腕橈骨動脈や上腕動脈からカテーテルを挿入します。

②

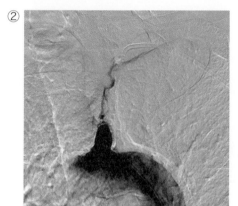

③

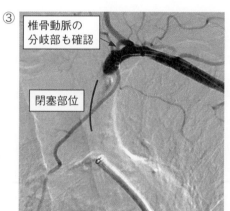

椎骨動脈の分岐部も確認

閉塞部位

一方からの造影で全景がわからない場合は、双方向から造影を行います。この時、椎骨動脈の分岐部も確認します。

④

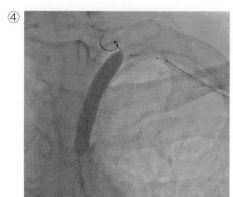

⑤

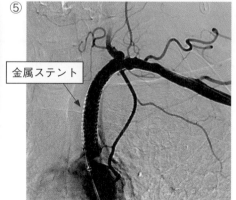

金属ステント

プラークが椎骨動脈に飛ぶことを防ぐため、拡張ごとに腕側のカテーテルから吸引を行います。場合によっては、椎骨動脈にフィルターを置くこともあります。

金属ステントのみが適応となります。出血が起きると止血が困難な部位であるため、しっかりと確認します。

内頸動脈狭窄症

- 内頸動脈狭窄症とは、脳内を直接灌流する内頸動脈の狭窄です。放置すると脳梗塞のリスクが高まるため、ステントによる拡張を行います。
- 他の狭窄と異なり、少しのプラークが飛んだだけでも脳梗塞を発症するため、慎重なカテーテル操作が必要です。
- 6Fr.や7Fr.のガイディングシースであれば上肢からも治療が可能ですが、バルーンによる塞栓予防を行うMoMAウルトラ™カテーテルを使用する場合は、大腿動脈穿刺が必要となります。
- 当院ではリスクの点から内頸動脈狭窄症の治療は減りましたが、もし施行する場合は大腿動脈からの治療としています。

❶治療の実際

1 ｜ 造影を行う

- カテーテルを上げて病変の造影を行います。頭蓋内の確認も行っておきます。

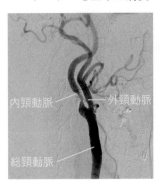
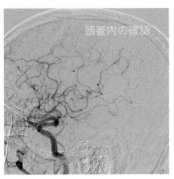

2 ｜ ガイドワイヤーを挿入する

- 大動脈弓からIMAなどの造影カテーテルを用いて、外頸動脈に硬いガイドワイヤーを上げています。

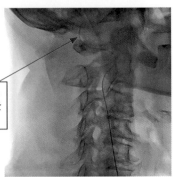

外頸動脈に
ワイヤーを
上げていく

3 ガイディングカテーテルを挿入する

- ガイドワイヤーを通じて、ガイディングカテーテル（MoMA ウルトラ™）を挿入し、造影で位置を確認します。

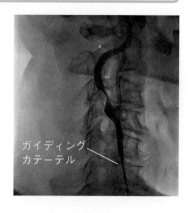

ガイディング
カテーテル

4 バルーンを拡張し、フィルターを展開する

- カテーテルに付属したバルーンを拡張し、外頸動脈と総頸動脈の血流を遮断します。
- 病変の末梢にはフィルターを展開します。

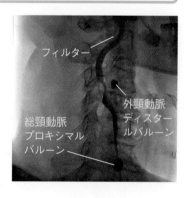

フィルター

外頸動脈
ディスター
ルバルーン

総頸動脈
プロキシマル
バルーン

5 バルーン拡張とステント留置を行う

- その他の血管と違い、前拡張は小さいサイズで行います（脳梗塞のリスクを下げるため）。
- ステントは自己拡張型ステントを使用し、後拡張も必要最小限とします。

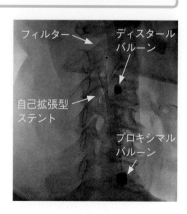

フィルター

ディスタール
バルーン

自己拡張型
ステント

プロキシマル
バルーン

> **6** | 確認造影を行い、止血する

- 吸引を複数回行い、血流遮断用のバルーンを収納します。その後、最終造影を行います。
- 止血方法は、大腿動脈アプローチと同様です。

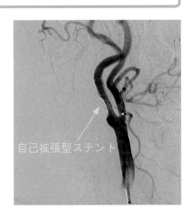

自己拡張型ステント

急性下肢動脈閉塞

- 急性下肢動脈閉塞は、下肢の動脈が、心房細動などの心房性不整脈や、ステントの留置が原因となり、急性閉塞をきたした状態です。
- 比較的やわらかい血栓であることが多く、血栓溶解療法が奏功することが多いです。

▼血栓溶解療法のメニュー

持続投与	間欠投与
• 生理食塩水　500mL • アルガトロバン　2A • ヘパリン　10,000〜16,000単位 ※40mL/時で投与、ヘパリンは体重とAPTTで調整	• 生理食塩水　100mL • ウロキナーゼ　6万単位 ※1日4回投与

❶治療の実際

> **1** | アプローチ部位を決定する

- エコーやCTにて、どこまで閉塞しているかを確かめます。穿刺ができる部位を確かめるのと同時に、末梢がどこから流れているかも確認します。
- 基本的には対側の大腿動脈が第一選択です。

2 | 造影を行う

- 全体の造影を行います。閉塞の起
点と終点の確認が重要です。

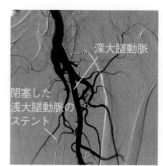
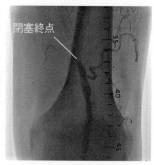

3 | 吸引を行う

- 0.035インチのワイヤーを丸めた状態（ナックルワイヤー）で
カテーテルを進め、そのカテーテルを用いて吸引を行います。
- 閉塞の終点を越えてカテーテルを進めると血栓を飛ばしてしま
うため、その少し手前で止めて吸引することがポイントです。

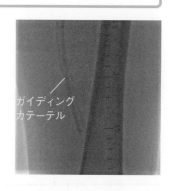

4 | バルーン拡張を行う

- 末梢にフィルターを置いた状態で、
血管に対してやや小さいバルーン
で拡張を行います。

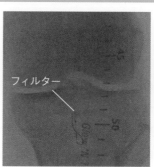
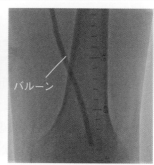

5 | 血栓溶解カテーテルを留置する

- フィルターを抜去後、血栓をカバーするように血栓溶解カテーテルを置き、ウロキナーゼを動注します。
- そのままカテーテルを残し、ガイディングカテーテルを固定します。
- 血栓溶解カテーテルを留置し、1日4回ウロキナーゼを投与します。菌血症予防に抗菌薬投与も併用します。
- 期間は血栓量に応じて前後しますが、おおむね1〜3日間です。

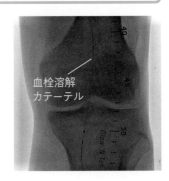

血栓溶解
カテーテル

6 | フォローの造影を行い、止血する

- 血栓溶解療法が終了後、カテーテルを新規のものに入れ替え、造影を行います。必要に応じて、バルーン拡張や短いステントも追加します。
- 長時間カテーテルが留置され、血栓溶解療法を行っていたため、やや止血しにくいことがあります。止血デバイス（→p.234）も併用し、確実に止血を行うことが重要です。

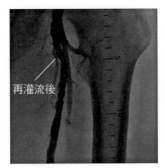

再灌流後

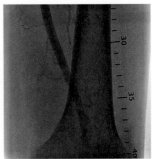

深部静脈血栓症

- 深部静脈血栓症は、長時間の座位や臥床により下肢の静脈系に血栓ができた状態です。下肢の疼痛や熱感などの症状がみられます。
- 悪性疾患（がん）、血液疾患、膠原病などが原因となっていることもあり、原因の検索も重要です。
- 腸骨領域に血栓があり症状が強い場合は、カテーテル治療も適応になります。
- 治療は、基本的には急性下肢動脈閉塞と同様の方法で行います。ただし、動脈からの血流の向きが違うため、末梢から中枢側に向かってカテーテルを挿入します（膝窩静脈や大腿静脈など）。
- 大きな血栓が飛散してしまうと、肺塞栓症になってしまうため、下大静脈フィルター（IVCフィルター→p.146）を使用しながら手技を行うことが多いです。

EVTの合併症

- 基本的にはその他のカテーテル治療と同様の合併症（→p.134〜135）に注意が必要ですが、各疾患に特有の合併症として、下記にも注意が必要です。

▼各疾患に特別な合併症

合併症	原因
脳梗塞	上肢からのアプローチや、内頸動脈狭窄症の治療
過灌流障害	内頸動脈狭窄症の治療
腎出血	腎動脈狭窄の治療
肺塞栓症	深部静脈血栓症の治療

看護のポイント

術前

- 穿刺部位が鼠径部となることがあるため、清潔のために除毛します。
- ディスタールパンクチャー（→p.76）をする可能性がある場合は、末梢の穿刺にも備え、準備を行います。

術中

- どこから穿刺するか、カテーテルをどの方向に入れるかで、検査台に寝る向きが変わることがあるため、確認を行います。
- 鎮静を行う場合は、検査台から転落しないように抑制を追加します。また、呼吸状態もモニタリングし、酸素投与も行います。
- カテーテル先端の血圧は、近位部の狭窄などで低めに出てしまうこともあるため、非観血的な血圧計での測定も行ったほうが確実です。

術後

- 穿刺部からの出血がないかの確認はこまめに行います。
- 大腿動脈など、大きな血管を止血している場合は、迷走神経反射（→p.133）により徐脈および血圧低下をきたすことがあるため、モニター心電図の管理を行うとよいです。

④ カテーテルアブレーション

> カテーテルアブレーションとは、経皮的に電極カテーテルを心臓内に挿入し、高周波通電により病変部を焼灼して頻脈性の不整脈を治療する方法です。

治療の目的

- 不整脈の主な原因は、電気が一定の回路をぐるぐるまわって止まらなくなってしまうリエントリー、もしくは電気興奮が起こってはいけないところから生じてしまう異常自動能、撃発活動です。
- カテーテルアブレーションは、カテーテル先端が接触する心筋に対して高周波を用いて通電を行い、心筋組織を焼灼することによってリエントリー回路を途絶させたり、異常電気活動を発生させなくさせることで不整脈を根治させる治療法です。
- 発作性心房細動においては、肺静脈からの期外収縮が心房細動を発生させる主な原因となるため、アブレーションによって肺静脈と左心房を電気的に隔離します。

▼カテーテルアブレーションの目的①

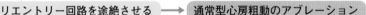

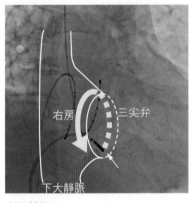 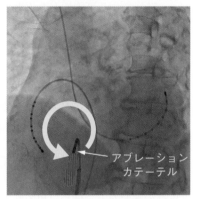

リエントリー回路を途絶させる ➡ 通常型心房粗動のアブレーション

（左）右房　三尖弁　下大静脈　右前斜位
（右）アブレーションカテーテル　左前斜位

- 三尖弁輪を反時計回転に旋回するリエントリー性不整脈である。
- 三尖弁輪から下大静脈まで線状にアブレーションすることによりリエントリー回路を遮断し根治できる。

▼カテーテルアブレーションの目的②

異常電気活動を消失させる	→	心室性期外収縮のアブレーション

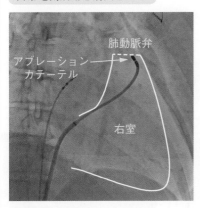

右前斜位

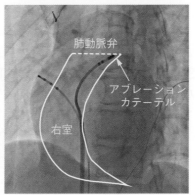

左前斜位

- 肺動脈弁直下の右室流出路は異常な電気活動が起こりやすく、心室性期外収縮の好発部位である。
- 同部位にて通電を行ったところ、心室期外収縮は消失した。

▼カテーテルアブレーションの目的③

発作性心房細動の発症を予防する	→	肺静脈と左心房を隔離するアブレーション

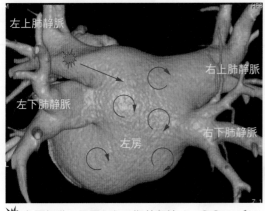

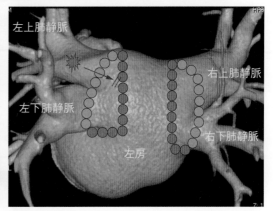

※ 心房細動の原因となる期外収縮　●● アブレーションを行ったポイント

- 肺静脈から起こる期外収縮が引き金となって心房細動が起こる。
- 心房細動の引き金となる期外収縮をアブレーションにて肺静脈内に閉じ込めることにより、心房細動の発症を抑えることができる。

適応疾患

- WPW症候群、房室結節リエントリー性頻拍、心房細動、心房粗動、心房頻拍、心室性期外収縮、心室頻拍、コントロール困難な頻脈性心房性不整脈における房室ブロック作成術など。

カテーテルアブレーションの手順

1 | 心電図、マンシェット、サチュレーションモニターを装着する

2 | 対極板を貼り、3Dマッピングシステム（CARTO®3→p.102）を使用する際はリファレンスパッチを貼る

- 座位で腰に対極板を、背中に3枚のリファレンスパッチを貼ります。
- 仰臥位になってから、胸部に3枚のリファレンスパッチを貼ります。貼った位置が適正かどうか画面で確認します。

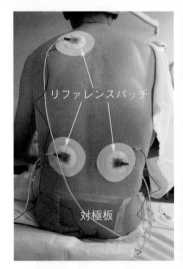
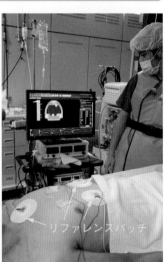

リファレンスパッチ

対極板

リファレンスパッチ

3 | 酸素投与し、鎮静を行う

4 | 手首、膝、足首をしっかり抑制する

- 足首の抑制だけでは膝が上がってしまうため、膝上までしっかり抑制しておきます。

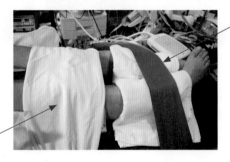

足首の抑制

膝上の抑制

5 | 十分に鎮静されていることを確認し、穿刺を行う

6 | シースを挿入し、ヘパリンを投与する

7 | 電極カテーテルを挿入する

▼心房細動アブレーション時のシースの挿入部位とカテーテル

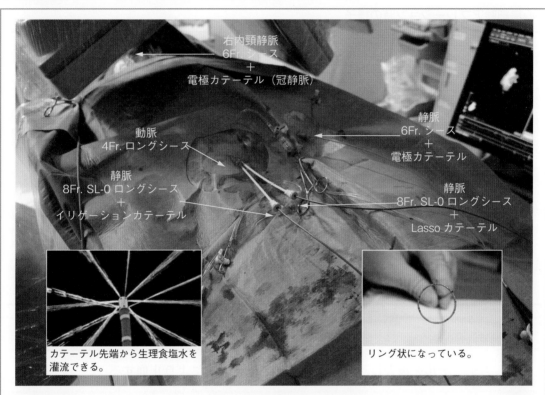

右内頸静脈
6Fr. シース
＋
電極カテーテル（冠静脈）

静脈
6Fr. シース
＋
電極カテーテル

動脈
4Fr. ロングシース

静脈
8Fr. SL-0 ロングシース
＋
イリゲーションカテーテル

静脈
8Fr. SL-0 ロングシース
＋
Lasso カテーテル

カテーテル先端から生理食塩水を灌流できる。

リング状になっている。

- 右内頸静脈より6Fr.シースを挿入し、5Fr.の冠静脈用カテーテルを挿入。シースとカテーテルに口径差があるため、シースより薬剤の注入やACT用の採血が可能である。
- 右鼠径より静脈にSL-0ロングシースを2本挿入している。1本は肺静脈の電位を記録するリング状のLasso®カテーテルである。もう1本はアブレーションを行うためのイリゲーションカテーテルである。
- 本例では冠動脈造影も行ったため、動脈より4Fr.ロングシースを挿入している。冠動脈造影を行わないケースでも3Fr.ロングシースを挿入し動脈圧モニタリングを行っている。
- 左鼠径の静脈からは電極カテーテルを挿入し、このカテーテルは右室、三尖弁輪、上大静脈などに適宜配置している。

8　必要な電気生理学的検査の後、アブレーションを行う

- 高周波による心房細動アブレーションは2～3時間かかります。術者の肉体的負担は大きく、被曝に対しても注意が必要です。
- 心房細動アブレーション時には放射線防護キャビンを使用することにより、術者はプロテクターをつけなくても放射線防護が可能であり、肉体的負担も軽減できます。

▼心房細動アブレーション時の様子

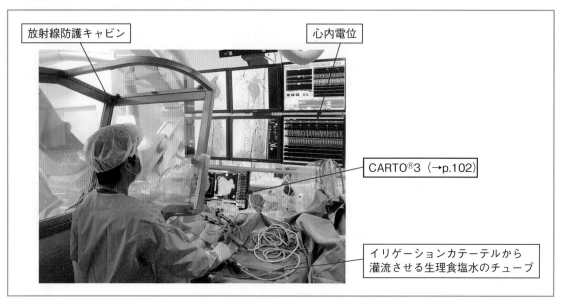

放射線防護キャビン

心内電位

CARTO®3（→p.102）

イリゲーションカテーテルから灌流させる生理食塩水のチューブ

9　カテーテルを抜去し、シースを抜いて用手圧迫により止血する

治療上の注意点

❶鎮静

- アブレーションは最低でも1時間以上の手技時間を要し、患者には治療中の不安やペーシングによる不快感があります。また、穿刺や焼灼による痛みが生じることもあります。
- 当院では術中の不安や痛みをとるため、アブレーションは全例深鎮静下で行っています。
- 当院では主にペンタジンによる鎮痛と、プロポフォールによる鎮静を行っています。
- 鎮静にデクスメデトミジン、鎮痛にフェンタニールやモルヒネなどの麻薬を使用する場合もあります。
- 焼灼による痛みなどで体動が見られるときには積極的に鎮痛薬の追加を行います。鎮静薬では痛みがとれないため、痛みの対応のために鎮静薬を追加することは得策ではありません。

POINT

無意識に体を動かしてしまうと心タンポナーデなどが起こる危険性があるため、手首、足首、膝をしっかり固定します。また3Dマッピングシステム（→p.102）を使用中に体が動いてしまうと、3Dマッピングにて取得した位置情報が動いてしまい無効となってしまうため、しっかりとした抑制が必要です。

Check!　呼吸抑制・舌根沈下への対応

　鎮静によって呼吸抑制や舌根沈下が起こる危険性があるため、呼吸状態のモニタリングが必要です。当院では全例でASV（adaptive servo-ventilation）を着用して呼吸をサポートし、さらに呼吸状態のモニタリングのためカプノグラフィーを使用しています。

　舌根沈下にて呼吸が荒く手技に差しつかえたり、呼吸が不安定な場合は経鼻エアウェイを挿入したり、下顎挙上デバイス（JED®）を使用します。高度の肥満などでそれでも呼吸状態が不安定な場合は、気道確保デバイス（インターサージカル i-gel®）を使用して人工呼吸器にて管理します。

▼カプノグラフィー

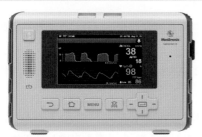

Capnostream™ 35

（写真提供：コヴィディエンジャパン株式会社）

▼下顎挙上デバイス

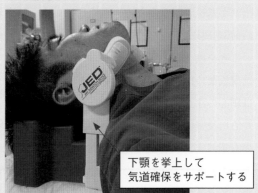

下顎を挙上して
気道確保をサポートする

JED®（jaw elevation device）

▼気道確保デバイス

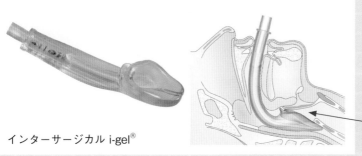

インターサージカル i-gel®

喉頭蓋をおさえて
気道閉塞を予防する

（写真提供：Intersurgical Ltd.）

Part 2

治療

❹ カテーテルアブレーション

❷ヘパリンコントロール

- ヘパリンはシース挿入後に3000単位投与します。
- 右心房、右室に対するアブレーションの場合は、単純に1時間おきに1000単位ずつ追加します。
- 心房細動アブレーションにおいては、心房中隔穿刺（Brockenbrough）後にさらに3000単位を追加し、活性化凝固時間（ACT→p.208）を確認します。ACT＞300を目標に、その後30分おきにACTを確認し、ヘパリンを随時追加します。施設によってはヘパリンを持続投与している場合もあります。
- 左室に対するアブレーションの場合もACT＞300にコントロールします。
- 当院では心房細動アブレーションにおいては抗凝固薬内服下に行っており、止血が困難なため、手技終了後、プロタミンにてヘパリンを中和しています。

❸心房細動アブレーションにおける合併症

- 心房細動アブレーションでは左心房内の手技がメインとなります。左心房内で生じた血栓や混入した空気が塞栓源となるため、塞栓症に対する注意が必要です。
- 術前3週間以上は抗凝固薬を内服し、造影CTや経食道エコーにて左心房内（特に左心耳）に血栓のないことを確認します。
- 抗凝固薬の内服は継続してアブレーションを行い、術中はACT＞300にコントロールし、血栓形成には細心の注意を払わなくてはなりません。
- 左心房後壁は食道と接しているため、左心房後壁の通電にて食道障害を起こす可能性があります。その食道障害部に胃酸の逆流が加わると、きわめてまれですが左心房-食道瘻を形成し致死的となることがあります。また、傍食道迷走神経に通電が及んだ場合は胃蠕動障害をきたす可能性があります。よって食道に接する部位での通電には細心の注意が必要であり、なおかつ食道温を測定しながら低出力で短時間にとどめるように行います。
- ほかにも、心臓穿孔、心タンポナーデ、心不全、放射線障害などの合併症に注意が必要です（→p.134～）。

▼食道温測定用カテーテル（SensiTherm）

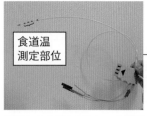

食道温
測定部位

鼻腔から食道に挿入し、食道温
を測定する。

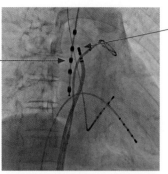

アブレーションカテーテル

アブレーションカテーテルと食道温測定用
カテーテルが近接しているのがわかる。

当院では食道温が39℃以
上になるとアラームが鳴
るように設定しています。

▼胃蠕動障害

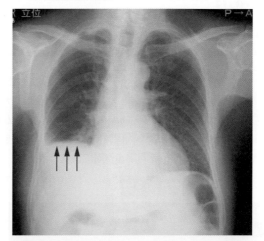

拡張した胃

心房細動アブレーション3日後に嘔吐にて発症。
CTにて著明な胃拡張を認めた。約2週間の入院に
て保存的加療を行い改善した。

▼右横隔神経麻痺

心房細動アブレーション時に上大静脈隔離術も施行
した。翌日の胸部X線にて右横隔神経麻痺（↑）を認
めた。無症状にて経過観察としたが、約1か月後には
改善。

- アブレーション前よりプロトンポンプ阻害薬の内服を開始し、術後1か月は内服するようにしています。
- 右上肺静脈前壁側、上大静脈の通電においては横隔神経に通電が及び、横隔神経麻痺を起こす可能性があり注意が必要です。

看護のポイント

- 十分な鎮静が得られてアブレーションが無事終了できれば、「寝ている間に治療が終わって楽だった」というような患者の非常に高い満足度が得られます。しかし、鎮静により、特に呼吸状態の問題が生じるため、十分な監視が必要です。術者は治療に集中して呼吸状態や酸素飽和度の低下などの異常の発見が遅れてしまう可能性があるため、看護師が中心となって鎮静中の状態を確認する必要があります。
- 体動がなくても患者ががまんしている場合もあるため、安定しているように見えても十分に鎮静が得られているか確認します。
- アブレーション中の血圧の低下を認めた場合、心タンポナーデ（→p.139）が起こっている可能性があります。血圧低下に気づいたらすぐに術者に声をかけ、心タンポナーデが起こっていないかどうか確認してもらいます。

┌─ **Column!** ─────────────────────────────

3Dマッピングシステム

　3Dマッピングシステムでは、カテーテルで記録したポイントの電気的な情報（①activation：基準点と比べてどれだけ速いか遅いか、②voltage：電位の大きさ）を三次元表示することができます。CARTO®3、EnSite™、RHYTHMIA™の3種類のシステムが使用可能で、それぞれに専用のマッピングカテーテル用いることにより、同時に多数のポイントを自動的に記録することができ、リエントリー回路や不整脈の発生部位を同定する際に役立ちます。

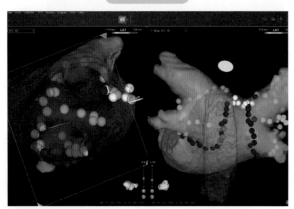

- 心房細動アブレーションにおいて左心房の3D-CT画像と実際の左心房の位置情報を重ね合わせている（CARTO MERGE®）。左心房の食道の位置関係も確認しながらアブレーションが可能である。内側からも見ることができる。

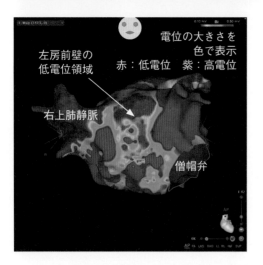

（写真提供：ジョンソン・エンド・ジョンソン株式会社）

- CARTO®3のvoltage mapと専用のPENTARAY®カテーテル。左心房前壁に低電位領域を認める。このような低電位領域は不整脈の原因となり得る。

EnSite™

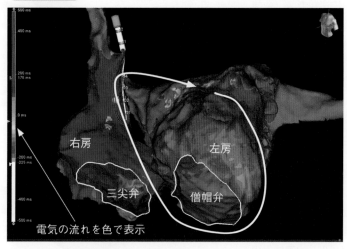

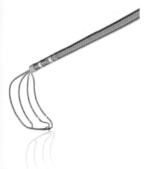

ADVISOR™ HD GRID
MAPPING CATHETER,
SENSOR ENABLED™

（写真提供：アボット）

- EnSite™のactivation mapと専用のADVISOR™ HD Gridカテーテル。両心房を旋回するリエントリー性の心房頻拍。電気の流れを色で表示することができる。

RHYTHMIA™

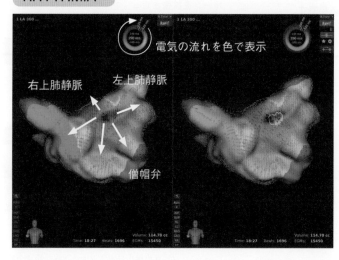

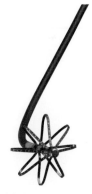

Intellamap Orion™

（写真提供：ボストン・サイエンティ
フィック ジャパン株式会社）

- RHYTHMIA™のactivation mapと専用のIntellamap Orion™カテーテル。左心房前壁起源の心房頻拍。電気の流れを表示することにより不整脈の発生場所を特定できる。

Check! クライオバルーンアブレーション

クライオバルーンアブレーションはバルーンにて肺静脈の入り口を閉塞し、バルーン内に冷却ガス（亜酸化窒素ガス）を入れて冷却させる方法です。バルーンが接している肺静脈入口部は−50℃前後となり、3分くらい冷却させて一括して壊死させます。1本の肺静脈に対して約3分の冷却を行い、4本の肺静脈に対して治療を行います。

壊死した部位は電気を通さなくなり、肺静脈から発生する心房細動の原因を肺静脈から出てこないようにすることができます。

目的は高周波アブレーションと同じですが、1箇所ずつ焼灼する高周波アブレーションより手技時間が短く、当院では1時間以内での手技が可能です。また、高周波アブレーションでは焼灼に伴う熱により血栓ができる心配がありますが、クライオバルーンではそのリスクが低いという利点もあります。

ただし、バルーンの挿入や拡張に伴い左心房内に空気を混入させてしまい、その空気が冠動脈（特に右冠動脈）や脳動脈に飛んでいく空気塞栓のリスクは高周波アブレーションよりも高く、注意が必要です。

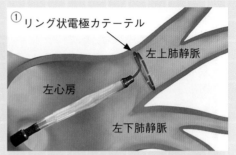

① リング状電極カテーテル
左上肺静脈
左心房
左下肺静脈

リング状カテーテルを先行させながらクライオバルーンを左心房内に挿入。

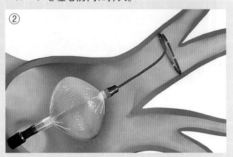

②

リング状カテーテルを肺静脈深くまで挿入しバルーンを拡張させる。

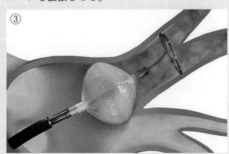

③

バルーンにて肺静脈の入り口を閉塞させる。造影剤の漏れがないようにしっかりと閉塞させて冷却を開始する。治療が完了する（左心房と肺静脈が電気的に隔離される）とリング状カテーテルで記録できていた電位が消失する。

（写真提供：日本メドトロニック株式会社）

⑤ ペースメーカー植込み術

洞不全症候群、房室ブロックなどの徐脈性不整脈は、失神、めまい、息切れなどの症状を引き起こします。このような病態に対して、ペースメーカー植込み術を行うことにより、確実に心拍を補うことができます。

治療の目的

- ペースメーカーとは、心房もしくは心室の欠落、または不足した収縮を補うために、ペーシングリードから電気刺激を行うものです。

▼ペースメーカー植込み術後

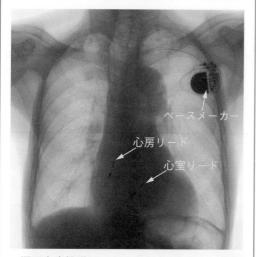

- 洞不全症候群にてデュアルチャンバー（心房＋心室）ペースメーカー植込み術後。心房リードが右心耳、心室リードが右室中隔に留置されているのがわかる。

▼ペースメーカーの構造

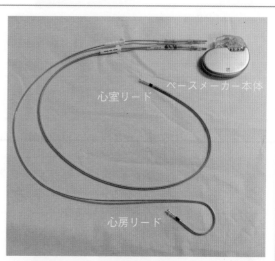

- リード先端部分の電極が心筋に接して、電気刺激を伝える。
- リードは挿入後にペースメーカー本体に接続され、最終的にすべてポケット内に収納される。

適応疾患

- 洞不全症候群、房室ブロック、徐脈性心房細動などの有症性の徐脈性不整脈。

ペースメーカー植込み術の手順

1 | 術前30分以内に抗菌薬を投与する

2 | 術野の消毒を行う

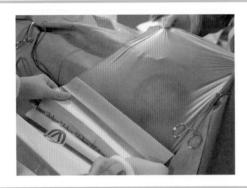

- 術野の清潔確保のためクロルヘキシジンにて消毒後、穴あきシーツをかけ、その上をイソジン®ドレープにて覆います。

3 | 植込み側の前腕より静脈造影を行う

4 | 局所麻酔を行う

- 状況に応じてプロポフォールによる鎮静を併用します。

5 | メスにて皮膚を切開し、電気メスの凝固モードにて止血しながら創部を広げていき、大胸筋筋膜上にポケットを作成する

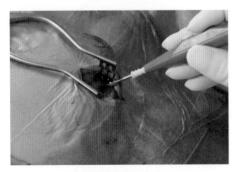 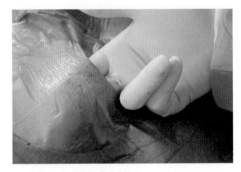

- メスにて皮膚を切開します。
- 電気メスの凝固モードにて止血しながら、大胸筋筋膜上まで創部を広げます。

- ポケットを作成します。

| 6 | 胸郭外穿刺法にて穿刺後、ワイヤーを挿入する |

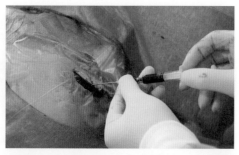

- 透視にて針先の位置を確認しながら胸郭外穿刺を行います。

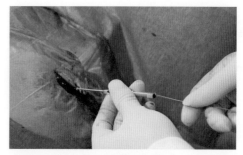

- ガイドワイヤーを挿入します。

| 7 | シースを挿入し、シースからリードを挿入する |

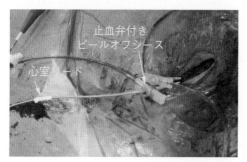

止血弁付き
ピールオフシース

心室リード

- 止血弁付きピールオフシースを挿入し、心室リードを挿入します。

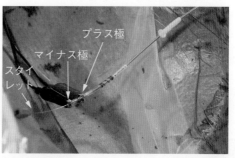

プラス極

マイナス極

スタイレット

- リードの位置が決まったら、感度と閾値を確認します。リード遠位がマイナス極（黒）で、近位がプラス極（赤）です。

| 8 | スクリューインリードはスクリューを出して心筋に固定する |

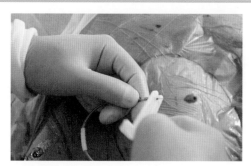

- 専用のドライバーにて回転させスクリューを出し、心筋に固定します。

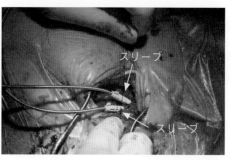

スリーブ

スリーブ

- スリーブの上からしっかりリードを固定し、引っ張っても抜けないことを確認します。

9 | コネクターにリードを固定し、ポケット内を洗浄する

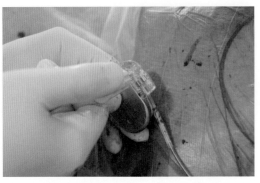 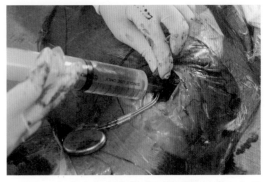

- リードを専用のドライバーにてコネクターに固定します。リードがしっかり奥まで入っていることを複数人で確認し、引っ張っても抜けないことを確認しておきます。

- ポケット内を生理食塩水で洗浄後、止血を確認します。
- リードを丸めてペースメーカー本体をポケット内に収め、糸をかけてポケット内に固定します。

10 | 皮下組織を吸収糸にて縫合する

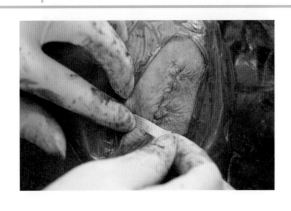

- 皮下組織を吸収糸にて縫合後、皮膚を埋没縫合し、創傷閉鎖ドレッシング（例：ステリストリップ™）にて創部を補強します。

治療上の注意点

❶感染予防

- ペースメーカー感染は重大な合併症となるため、感染予防には細心の注意が必要です。手術時間の短縮は感染リスクを低減させるものであり、術者は迅速かつ確実な手技を行い、それをサポートできる体制を整える必要があります。

- ペースメーカー植込み時の一時的体外ペーシングの併用も感染のリスクを高める可能性があり、当院ではペースメーカー植込み時の一時的体外ペーシングの使用は必要最小限にとどめるようにしています。ただし、もともとペースメーカーが必要なほどの徐脈性不整脈の病態があるため、一時的体外ペーシングを併用していない場合には緊急的な対応ができるように準備しておきます。

❷静脈造影

- 植込み側の前腕より静脈造影を行い、植込み不可能な静脈の異常（閉塞や左上大静脈遺残などの先天異常）がないか確認します。造影結果によっては反対側への植込みを検討しなくてはならないこともあり、皮切前に造影することが望ましいです。

▼静脈造影

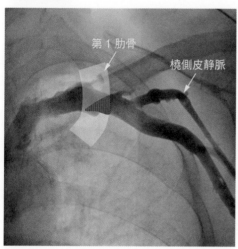

胸郭外穿刺では鎖骨下静脈と第1肋骨の交差する部位（赤いエリア）が穿刺ポイントとなる。橈側皮静脈カットダウン法では、切開により橈側皮静脈を露出させ直接リードを挿入する。

▼左鎖骨下静脈閉塞

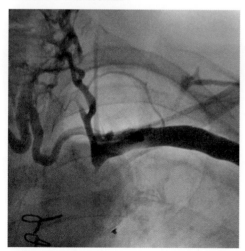

開胸術の既往があり、ペースメーカー植込み時の静脈造影にてはじめて判明した。

▼左上大静脈遺残

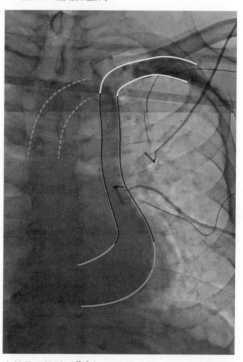

左鎖骨下静脈（黄色）は通常であれば上大静脈（青色）に合流して右心房につながるが、左上大静脈遺残の症例では残存した左上大静脈（赤色）を介して冠静脈（緑色）に合流後、右心房に開口している。この場合リードの操作が難渋するため右側への変更が好ましい。

❸静脈アプローチ

- 静脈へのアプローチとしては、胸郭外穿刺法または橈側皮静脈のカットダウンを行います。
- 当院ではすばやい手技が感染を減らすという観点から、胸郭外穿刺法を第1選択としています。
- 橈側皮静脈のカットダウンは胸郭外穿刺法に比べ、切開部位が多くなり、時間もかかりますが、直接切開するため気胸のリスクがなく、骨や靭帯などのリードへのストレスも少ないというメリットがあります。
- 静脈造影の結果を参考にして第1肋骨に向けて穿刺を行います。穿刺点が第1肋骨上にあれば気胸の危険性はなく、安全で確実です。

❹エア混入

- シースを挿入し、リードを挿入しますが、止血弁がついていないものでは、吸気により空気がシースから吸い込まれるため、息止めを行うなどの注意が必要です。当院では空気の吸い込み防止のため主に止血弁付きのピールオフシース（→p.218）を用いています。

合併症として、心臓損傷、気胸・血胸など（→p.155〜）に注意し、観察と対応を行います。

看護のポイント

- ペースメーカー植込み術に伴う合併症は、穿刺後、リード操作の後に起こることが多く、その前後のバイタルサインの確認を十分に行います。
- ペースメーカー植込み術は比較的高齢者が対象となることが多く、安静が保てない場合もあります。場合によってはプロポフォールにて鎮静しますが、特に高齢者では過鎮静となってしまう危険性があり、バイタルサインなどの十分な確認が必要です。

⬡**6** リードレスペースメーカー植込み術

リードレスペースメーカーとは、心臓の中に直接入れるタイプのペースメーカーです。通常のペースメーカーとは異なり、心室のみをペーシングするシステムです。

治療の目的

- 通常のペースメーカーと同様、心臓の電気系統（刺激伝導系→p.7）の障害により遅くなった脈を補う機器です。
- 現在は心房を刺激できないため、心室の刺激のみとなり、心房と心室の連動したペーシング（生理的ペーシング）ができません。そのため、心房の刺激が必要とならない徐脈性心房細動が最も良い適応です。
- ほかにも、ADLが低い徐脈の患者や、ペースメーカー植込み後感染の患者が適応となります。

▼リードレスペースメーカーの適応疾患

- 徐脈性心房細動
- 洞不全症候群
- 完全房室ブロック

▼リードレスペースメーカー

デリバリーカテーテル

デバイス本体
（Micra™）

イントロデューサーシース

▼リードレスペースメーカーの構造

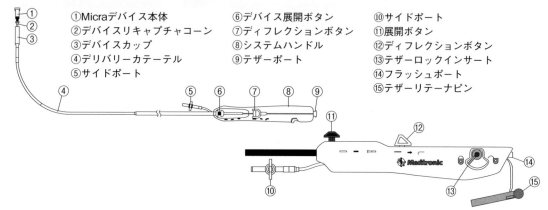

①Micraデバイス本体
②デバイスリキャプチャコーン
③デバイスカップ
④デリバリーカテーテル
⑤サイドポート

⑥デバイス展開ボタン
⑦ディフレクションボタン
⑧システムハンドル
⑨テザーポート

⑩サイドポート
⑪展開ボタン
⑫ディフレクションボタン
⑬テザーロックインサート
⑭フラッシュポート
⑮テザーリテーナピン

（写真・資料提供：日本メドトロニック株式会社）

リードレスペースメーカー植込み術の手順

1	術前30分以内に抗菌薬を投与する

2	穿刺部を消毒する

- 鼠径部を消毒します。
- 術前に腸骨静脈領域の閉塞（血栓症など）がないか、エコーで確認しておくとなおよいです。

3	鎮静し、穿刺を行う

- 手技時間は通常のペースメーカーよりは短いですが、体動による心臓損傷や疼痛の予防のために、静脈麻酔を使用すると安全です。
- 右大腿静脈よりシースを挿入します。このとき、穿刺部合併症を防ぐため、体表エコーガイドにて穿刺を行います。

4	イントロデューサーシースを挿入する

- 穿刺したシースから0.035インチのガイドワイヤーを挿入し、リードレスペースメーカー留置用のイントロデューサーシースを挿入します。
- 最初はダイレーターだけ挿入し、助手がイントロデューサーシースを組み合わせてから挿入します。

▼イントロデューサーシース挿入

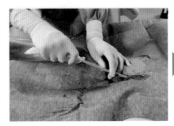 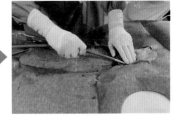

ダイレーターを挿入　　　　　イントロデューサーシースを挿入

5	右心房から右心系の造影を行う

- ピッグテールカテーテル（→p.220）にて、右房から右心系の造影を行います。
- 通常のペースメーカー植込み術と同様、右斜位30°（RAO 30°）と左斜位50°（LAO 50°）の角度（→p.33）で、三尖弁や中隔の位置を確認します。

▼造影

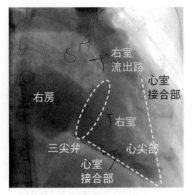
右斜位 30°（RAO 30°）

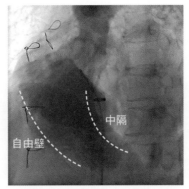
左斜位 50°（LAO 50°）

6 | カテーテルを挿入する

• 水を流しながらデリバリーカテーテルを挿入し、右心房まで持ち込みます。
• イントロデューサーシースを引きながらデリバリーカテーテルを出し、ディフレクションボタン（→p.111）を引くことで先端を屈曲させ、右心室に挿入します。

7 | ペースメーカー本体を留置する

• 適切な位置を先端造影にて確認し、デリバリーカテーテルを軽く押しつけます。

• 展開ボタンを引き、リードレスペースメーカー本体を留置します。

▼リードレスペースメーカーの留置

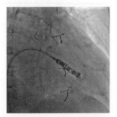
右斜位30°（RAO 30°）

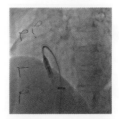
左斜位50°（LAO 50°）

8 | 留置後の確認を行う

• 固定されている糸を引っ張り、本体が中隔に固定されているかを確認します（プル&ホールドテスト）。
• 並行して感度と刺激閾値を測定し、ペースメーカーのデータを確認します。
• データが問題なければ、固定の糸を切断し、デリバリーカテーテルを抜去します。
• 抜去後の透視像を記録します。

▼リードレスペースメーカー留置後の確認

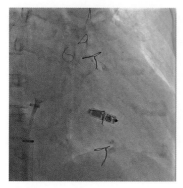
プル&ホールドテスト

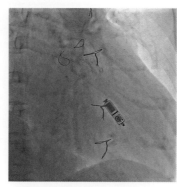
抜去後の透視像（RAO 30°）

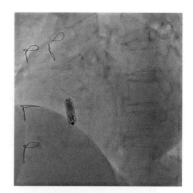
抜去後の透視像（LAO 50°）

9 抜糸と同時に縫合して止血を行う

- あらかじめシースにZ字形に糸を掛け、抜去と同時に糸を縫合して止血を行います（8の字縫合）。
- 心エコーや血管エコーにて、合併症がないことを確認して終了します。

▼止血

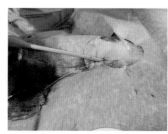
糸を掛けたところ

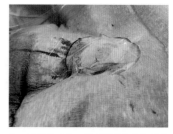
シースを抜去後、糸を縫合したところ

合併症として、心臓損傷、穿刺部合併症に注意が必要です（→p.155〜156）。

看護のポイント

❶術前

- 鼠径部からの穿刺となるため、除毛が必要です。可能であれば、シャワー浴で清潔にしておきます。
- 抗菌薬は術中に血中濃度が最も高まることが必要であり、手術開始時には滴下を終了しておきます。

❷術中

- 静脈麻酔を使用している場合は、過鎮静による呼吸停止や血圧低下がないか、確認が必要です。逆に鎮静が浅くなって患者の意識がある場合もあるため、定期的な確認も行います。
- 手技中は少なくとも2方向の透視で確認するため、管球が点滴棒など周囲の設備に干渉しないように留意します。
- 心臓損傷の場合も血圧が下がるため、バイタルサインは適宜確認します。

❸術後

- 時間が経ってから心臓損傷を起こすこともあるため、定期的なバイタルサインの測定を行います。
- 静脈系ですが、かなり大口径のシースを使用しているため、穿刺部出血の観察が必要です。また、血栓閉塞が起きた場合は、穿刺側の下肢に高度な浮腫をきたすため、あわせて観察を行います。
- ペーシング不全（→p.155）が起きていないか、モニター心電図の観察も重要です。

（→p.155）

Check!　リードレスペースメーカー植込み時の心臓損傷のリスク評価

過去のデータから、下記のリスク因子が増えるにしたがい、心臓損傷のリスクが上がります。
リスクが高い症例では、中位中隔など特に心筋が厚い部位に留置することが重要です。
また、ステロイド使用の場合、合併症のリスクが3倍になるといわれています。

▼心臓損傷のリスク因子

- 高齢者（＞85歳）
- 女性
- BMI＜20
- 慢性肺疾患
- 慢性心不全
- 非心房細動症例

▼リードレスペースメーカー治験における心臓損傷のリスク

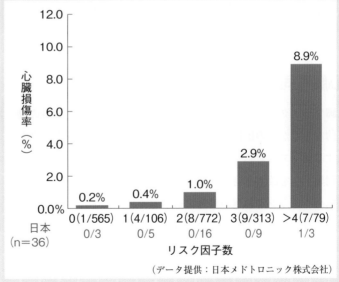

（データ提供：日本メドトロニック株式会社）

Part 2
治療

❻リードレスペースメーカー植込み術

⑦ 植込み型除細動器（ICD）植込み術／心臓再同期療法（CRT）

心室頻拍や心室細動は突然死につながる致死性不整脈であるため、迅速かつ確実に停止させなくてはなりません。ICD（implantable cardioverter defibrillator）は致死性不整脈の発生の有無を常に監視し、発生した際には即座に電気的除細動等を行うことができる植込みデバイスです。

一方、左脚ブロックにより同期不全（左室の収縮のタイミングのズレ）が生じると心不全は重症化し、治療は困難となります。CRT（cardiac resynchronization therapy）はペースメーカーを用いてこのズレを解消する治療法です。

治療の目的

❶植込み型除細動器（ICD）

- ICDとは、心室頻拍や心室細動などの致死性不整脈が起こった際、その不整脈に対して治療を行う植込み型の治療機器です。
- 心室頻拍や心室細動などの致死性不整脈の一次予防および二次予防に適応されます。
- 心室頻拍では抗頻拍ペーシングを行い心室頻拍の停止を試みますが、それが無効であればカルディオバージョンにて電気ショックを行って心室頻拍を停止させます。心室細動に際しては電気的除細動を行います。ペースメーカーとしての機能も備わっています。

❷心臓再同期療法（CRT）

- 左脚ブロックなどの心室内伝導障害がある状態では、心臓の動きにズレが生じてしまっているため効率的な左室からの拍出が得られません。この状態を同期不全といいます。同期不全により心不全が増悪するケースに対して右室のリードと冠静脈からの左室リードにてペーシングを行い、ズレを修正して同期不全を改善させる治療がCRTです。
- 収縮のタイミングの遅い部分に冠静脈を経由して左室リードを挿入し、右室リードとタイミングを合わせてペーシングすることにより、難治性心不全を劇的に改善させることができます。
- ペーシング機能のみのCRT-PとICD機能の備わったCRT-Dがあります。
- 薬物療法では治療困難な同期不全による重症心不全に適応されます。

▼同期不全とCRT

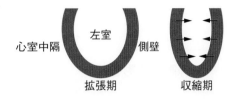

正常

- 正常な場合は心室中隔と側壁はほぼ同時に収縮するため、効率よく血液を拍出できる。

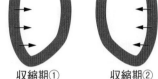

同期不全

- 左脚ブロックなどの左室内伝導障害では収縮期にまず右室側（心室中隔側）から収縮が起こり、その後、遅れて側壁の収縮が起こる。この収縮期の心室の動きのズレにより心臓の拍出が非効率的なものとなってしまう状態を同期不全という。

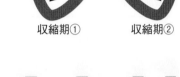

CRT

- CRTでは右室リードと冠静脈に留置した左室リードにて左室の収縮のタイミングを合わせることにより、心臓の動きのズレを解消し、再び効率的な血液の拍出を得られることを目的としている。

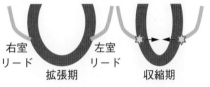

ICD植込み術の手順

- 基本的にはペースメーカーの植込み術と同じですが、右室リードは電気ショックを行うことができるショックリードを使用し、本体はペースメーカー機能に加え電気的除細動を行うことができるICDジェネレーターを使用します。
- 術中にも致死性不整脈が起こる可能性があるため、消毒前に除細動パッチを貼り、いつでも対応できるようにしておきます。

Memo　**DFT テスト**

致死的不整脈を停止することができる必要最小限の電気ショックの出力を除細動閾値（defibrillation threshold：DFT）といいます。実際には20Jにて除細動が可能であれば問題はありませんが、DFTが高いと実際の場面で除細動不成功になることが懸念されます。DFTを知るためにDFTテストを行う際には、チオペンタールにて鎮静後、ICDから心室細動を誘発し、ICDが正常に感知・除細動できることを確認します。

ICDによる除細動が不成功の場合に対応できるように、体外的にも除細動を行うことができるようにしておきます。DFTテスト自体もリスクがあるため、行うべきかどうかは議論の余地があるところです。

CRTの手順

- 通常のペースメーカー植込み術の手技に加えて、左室リードの留置が必要です。

| 1 | 冠静脈の造影を行う |

- 冠静脈洞にガイディングカテーテルを挿入し、バルーン付き造影カテーテルにて冠静脈を閉塞させて造影を行います。

▼冠静脈造影

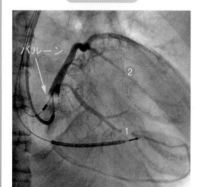
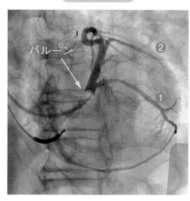

バルーンにて冠静脈を閉塞させて造影を行っている。

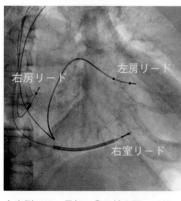
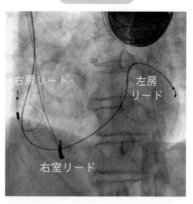

本症例では、最初に❶の枝を狙ってリードを留置したが、ペーシングの乗りが不良(ペーシング閾値が高い)で、心臓の外側を走行する左横隔神経を刺激して吃逆様の症状(twitching)が出現するため、❷の枝にリードを留置しなおした。❷の枝ではペーシングの乗りも良好(ペーシング閾値が低い)で、横隔膜刺激も認めなかった。

2 | リードを挿入する

- 後側壁枝か側壁枝を狙って、0.014インチのワイヤーを進め、それに追従させてオーバーザワイヤータイプのリードを進めます。

▼左室リードの挿入

> ガイディングカテーテルを深く入れることによりバックアップが得られ、屈曲部を越えることができた

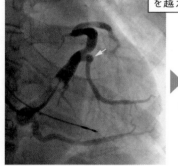

矢印部にて強い屈曲を認めた。

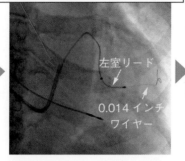

左室リード

0.014インチワイヤー

0.014インチワイヤーを挿入し、左室リードを進めた。

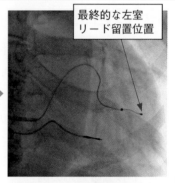

最終的な左室リード留置位置

リードをしっかり固定できるところまで進めワイヤーを抜去した。

3 | リードの感度、ペーシング閾値のチェックを行う

- リードの感度とペーシング閾値をチェックし、横隔膜刺激がないことが確認できたら、ワイヤーとガイディングカテーテルを抜去します。

治療上の注意点

- おおむねペースメーカーの注意点に準じます。
- CRTの適応患者は左脚ブロックの場合が多いため、右室リード挿入時に右脚ブロックを合併すると完全房室ブロック（→p.150）となるため、注意が必要です。
- ICD/CRTの適応患者は心機能低下例が多く、術中のバイタルサインの変化にも注意します。

看護のポイント

- ICD/CRTの適応患者は心機能が悪く、わずかな状況の変化でも心不全をきたしてしまうことがあり、バイタルサインの変化には十分な注意が必要です。
- CRTでは左室リードがなかなか入らないため時間がかかることがあり、それに伴い出血量が多くなったり、術野が不潔になる可能性があります。時間がかかると術者はそういった点への注意が散漫となる可能性もあり、看護師が冷静に状況を伝えることも重要です。

8 ペースメーカーリード抜去

感染症や機能不全をきたしたペースメーカーリードを、カテーテルにて抜去する手技です。
従来は開胸手術で抜去していたリードも、カテーテルにて抜去が可能となりました。

治療の目的

- ペースメーカーの長期的な合併症に、感染症とリード機能不全があります。特に感染症は、細菌が全身に回り致死的になることもあるため、早急な治療が必要となります。
- リード機能不全の場合は、随伴する状態（不整脈や血管閉塞など）により、推奨クラスが分かれます。
- 診療指針（ガイドライン）が2018年に改正され、必要があれば問題となるリードは抜去が適応できることになりました。

▼リード抜去の適応の例

適応	具体例	推奨クラス
ペースメーカー植込み後感染症	植込み部ポケット感染 持続する菌血症	Class Ⅰ
疼痛	植込み部の疼痛	Class Ⅱa
血管閉塞	植込み部閉塞による浮腫 上大静脈症候群 アップグレード時の同側閉塞	有症状はClass Ⅰ 無症状はClass Ⅱa
不整脈	残存リードによる不整脈	Class Ⅰ
その他	MRI対応にするため 同側5本以上または両側6本以上のリードが挿入される場合	Class Ⅱa

＊表以外の適応は、すべてClass Ⅱb

▼ペースメーカー植込み部ポケット感染

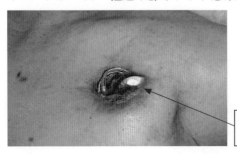

ペースメーカー植込み部に発赤を認める

リード抜去で使用するデバイス

- シースをリードに通して、癒着をはがしながら静脈内を進めていきます。
- 主なデバイスとしてエキシマレーザーシースとエボリューションがあります。それぞれ得意とする病変が異なり、繊維性閉塞や血栓閉塞にはエキシマレーザーシースが、石灰化病変にはエボリューションが、それぞれ奏功します。そのため、使い分けることで、安全かつ手技時間の短縮を図ることができます。
- その他、先端に傾斜が付いており、回転で癒着をはがすメカニカルシースもあります。
- リードを牽引する場合や、心腔内で断線したリードを除去する場合は、スネアを用いることもあります。

▼リード抜去で使用するデバイスの例

エキシマレーザーシース

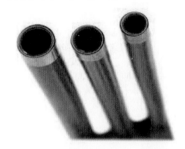

先端のみレーザーが照射され、癒着組織を蒸散しながら剥離して進める。
（写真提供：ディーブイエックス株式会社）

エボリューション

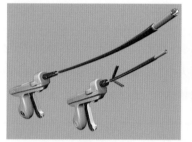

先端が回転する鈍的な刃がついており、機械的な動きで剥離を行う。
（写真提供：Cook Japan株式会社）

メカニカルシース

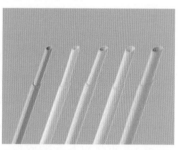

先端に傾斜が付いており、回転で癒着をはがす。
（写真提供：Cook Japan株式会社）

▼スネアによる抜去

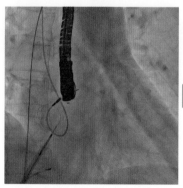

スネアを抜去したいリードに掛ける。

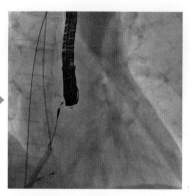

スネアでリードを把持し、シース内へ収納後、血管内から抜去する。

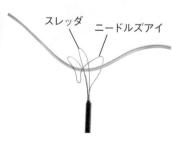

ニードルズアイスネア
（写真提供：Cook Japan株式会社）

治療の手順

1 | リスク評価および術前準備を行う

- 長年留置されたリードは癒着が進むため、抜去が困難になります。また、植込み型除細動器（ICD）は、低体重や腎不全、特に透析症例ではリスクが高くなるため、最初から小開胸を併用することもあります。
- リードが血管を通過する位置が偏っている場合や、心臓の薄い部分（自由壁）にリード先端がついている場合は、出血のリスクが高まります。評価として、術前のCTや鎖骨下静脈造影が有用です。
- 平均して、約1%の開胸が必要な出血のリスクがあるため、輸血や心臓血管外科への連絡を行っておきます。

2 | シースを挿入する

- 緊急出血に備え、両鼠径部からシースを挿入します。出血のリスクが高い症例では、ブリッジバルーンという止血用のバルーンを挿入できるよう、鼠径静脈から10Fr.のシースを挿入しておきます。
- 対側の鼠径静脈からは、一時的体外ペーシングを挿入します。

3 | ポケットを開放し、スタイレットを挿入する

- 本体の直上に切開線を加え、ジェネレーター交換時のようにポケットを開放します。
- 通常の植込み用のスタイレットを通した後、ロッキングスタイレットを挿入し、内部から固定します。

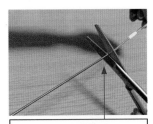

体外に15cm程度出ているところでカット

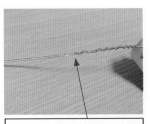

ロッキングスタイレットを挿入し固定

▼ロッキングスタイレット

挿入時 　　　　　　　　　　　　　固定時

内部から金属が膨らむことで、スタイレットルーメンを固定する。　　　（写真提供：ディーブイエックス株式会社）

4 | 外側から固定する

・糸による固定と、ワンタイ™による固定があります。いずれも結び目が大きくなるとシースを通らないため、注意が必要です。

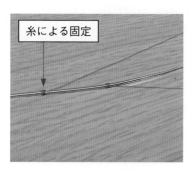

糸による固定

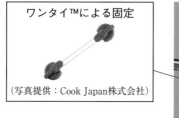

ワンタイ™による固定

（写真提供：Cook Japan株式会社）

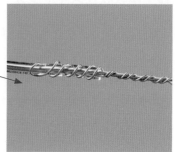

5 | シースを進め、カウンタートラクション（ Memo ）を行う

・リードにシースを通し、癒着をはがしながら静脈内を進めていきます。

・心腔内でリードが断線した場合は、スネアを用いて抜去します（→p.121）。

・心腔内および血管内に遺残物がないか、透視にて確認します。確認後、鼠径部のシースを抜去して閉創します。

・そのまま再度植込みを行う場合は、術野から新しいシースを挿入し、リード植込みを行います。

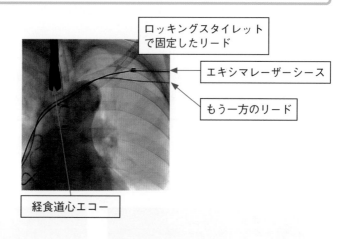

ロッキングスタイレットで固定したリード

エキシマレーザーシース

もう一方のリード

経食道心エコー

Memo カウンタートラクション

シースをリードの先端に近づけ、ゆっくりと力をかけることを、カウンタートラクションといいます。先端に集中がして力がかかるため、広範囲に心筋に力がかからず、大きい孔が空くことを防げます。

看護のポイント

・基本的には、通常のペースメーカー植込み術やリードレスペースメーカー植込み術と注意点は同じです（→p.110、114）。特に、術後の出血に伴う血圧低下が最も重要であるため、術後1日まではHCUやICUで観察を行います。

┌─ **プラスα** ┐

知っておきたい最新の治療技術

❶生体吸収性スキャフォールド（bioresorbable vascular scaffold：BRS）

- 冠動脈に留置されるステントは、金属性（ステンレススチール・コバルト合金・プラチナ合金など）であり、金属が永久に血管内に残ります。それに対して、BRSは、ポリラクチド（ポリ乳酸）という生体適合性が証明されている物質（吸収性縫合糸などに使用されている）で構成されており、血管を内側からサポートしながら数年で吸収されて消失します。最終的に治療を必要としない血管のように動き、曲がり、拍動し、拡張することが期待されていました。

- 日本では2016年にAbsorb GT1®（旧：アボット バスキュラー ジャパン株式会社、現：アボットメディカルジャパン合同会社）が承認されましたが、その後2017年にステント血栓症の発生リスクが高いことが報告されると、製造販売が中止となりました。

- 2020年現在、国内で使用されているものはありませんが、体内にステント骨格が残らないことによりもたらされるBRSのさまざまな効果を期待して、その開発・改良が進められています。

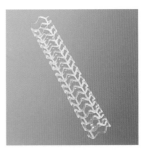

拡張した生体吸収性スキャフォールド（Absorb GT1®）
※本製品は日本国内では販売されていません。
（写真提供：アボットメディカルジャパン合同会社）

▼BRS留置後の変化

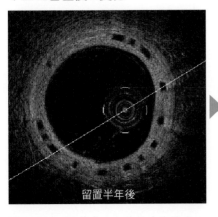

留置半年後

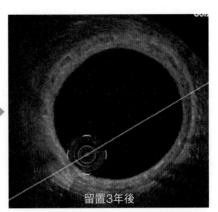

留置3年後

❷腎デナベーション（renal denervation）

- 本態性高血圧症に対する治療は、生活習慣の改善と降圧剤の投与が中心です。しかし、これらの治療にもかかわらず十分に血圧をコントロールできない場合があります。このような患者に対する新しい治療法として、腎デナベーションが開発されました。

- 特殊なカテーテルを大腿動脈経由で両側の腎動脈まで挿入し、腎動脈周囲を伴走している交感神経を高周波や超音波などで焼灼して交感神経の過剰な活動を抑制することで、高血圧を治療します。その効果は、1950年代に外科的交感神経切除術にて示されており、近年ではカテーテルを用いた低侵襲な治療法へと発展しました。

- 2020年現在、安全性と有効性を臨床試験にて評価中であり、その進展が期待されています。

▼高周波による腎デナベーションのイメージ

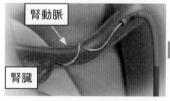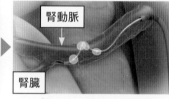

特殊なカテーテルを腎動脈まで挿入し、腎動脈周囲の交感神経を焼灼する。

（写真提供：日本メドトロニック株式会社）

▼腎動脈周囲の交感神経

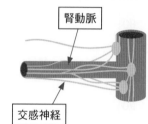

❸経カテーテル大動脈弁留置術（transcatheter aortic valve implantation：TAVI）

- 大動脈弁狭窄症の根治的治療法は、外科的に大動脈弁を機械弁、もしくは生体弁に取りかえる外科的大動脈弁置換術（surgical aortic valve replacement：SAVR）と、カテーテルを使用して人工弁を留置するTAVIの2つがあります。SAVRとTAVIには、それぞれ長所・短所があり、症例に応じた適応を考える必要があります。

- TAVIの適応は、具体的には下記に該当する症例となっています。基本的に中等度以上の外科的治療リスクのある症例が対象です[4]。

- TAVIの一番の利点は、開胸して人工心肺を使用しないことから、患者の体への負担が少なく低侵襲であることです。そのため、虚弱性（Frailty）が高い症例では、特にTAVIが選択されることが多くなっています。

▼TAVIの適応

- 高齢者（おおむね80歳以上がめやす）
- 上行大動脈の高度な石灰化症例
- 胸郭に対する外科手術や冠動脈バイパス手術の既往
- 開心術の既往
- 頸動脈狭窄や肺疾患。肝硬変などの併存症のある症例
- 虚弱性（Frailty）の高い症例

Check! **大動脈弁狭窄症**

　その名のとおり、大動脈弁が狭くなる病気です。心臓に負担がかかり、進行すると労作時の息切れ、胸痛、失神などの原因となります。

　これらの自覚症状が発現してくると、予後は急速に悪化することが知られており、生命予後は狭心症が発現すると5年、失神が発現すると3年、心不全が発現すると2年といわれています[5]。

　大動脈弁狭窄症の原因は主に、動脈硬化による加齢性、先天的要因、リウマチ熱があります。日本をはじめ先進国では、高齢化社会に伴い、動脈硬化性の大動脈弁狭窄症の頻度が増加しています。

▼大動脈弁狭窄症の予後

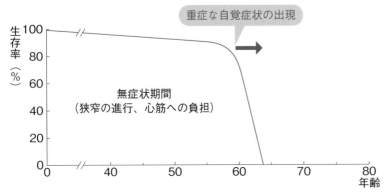

Ross J Jr, Braunwald E. Aortic stenosis. *Circulation* 1968；38：61-67.

▼日本の高齢者数と心臓弁膜症外科症例数の推移

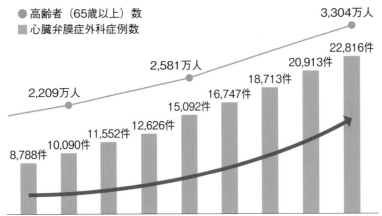

高齢化とともに心臓弁膜症の患者数も増加傾向にあります。

内閣府：平成27年版高齢社会白書
Valvular Heart Disease: Annual Report by JATS 2016
※2014年は経カテーテル大動脈治療（TAVI）を含む

（資料提供：エドワーズライフサイエンス株式会社）

▼カテーテル弁

- カテーテル人工弁には、バルーン拡張型（Sapienシリーズ）と、自己拡張型（CoreValue Evolut™シリーズ）の2つがあり、患者背景、心電図所見、解剖学的な特徴（高度石灰化の有無）を考慮して選択する。

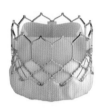

バルーン拡張型カテーテル弁
（Sapien 3）

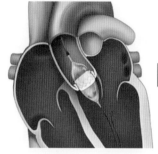 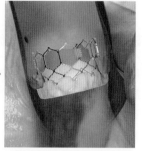

バルーンを拡張させカテーテル弁を留置する。

（写真提供：エドワーズライフサイエンス株式会社）

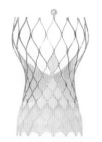

自己拡張型カテーテル弁
（Evolut™ Pro）

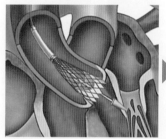

カテーテル弁を大動脈弁輪の形状にあわせて自己拡張させる。

（写真提供：日本メドトロニック株式会社）

Check! 　**僧帽弁狭窄症に対する治療法**

　ドッグボーン形状のバルーンカテーテルを用いて僧帽弁の狭窄を広げる治療を、経皮的経静脈的僧帽弁交連裂開術（percutaneous transvenous mitral commissurotomy：PTMC）といいます。適応疾患は僧帽弁狭窄症です。

　バルーンカテーテルを大腿静脈から経静脈的に挿入し、心房中隔を穿通させて僧帽弁まで進め、バルーンを拡張して狭窄した僧帽弁を裂開します。

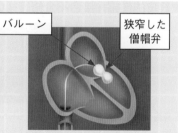

イノウエ・バルーン
（バルーン拡張式弁形成術用カテーテル）
（写真提供：東レ株式会社）

Part 2

治療

プラスα 知っておきたい最新の治療技術

❹経皮的僧帽弁接合不全修復術

- 2018年4月よりカテーテルを用いた僧帽弁閉鎖不全症に対する低侵襲治療が開始され、今まで開心術困難と考えられていたハイリスクな症例や高齢者の僧帽弁閉鎖不全症の治療が可能となりました。ただし、認定を受けた施設のみで治療が可能となっています。

▼経皮的僧帽弁接合不全修復術の特徴

- 開胸・人工心肺が必要のない僧帽弁閉鎖不全修復術
- 大腿静脈アプローチのみの低侵襲治療
- 拍動下でのリアルタイムな僧帽弁逆流の評価が可能
- 僧帽弁逆流が最大限消失する場所への弁尖把持が何度でも施行可能

▼経皮的僧帽弁接合不全修復術で使用するデバイス

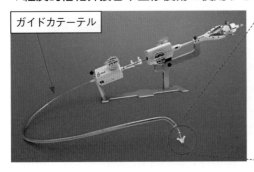
ガイドカテーテル

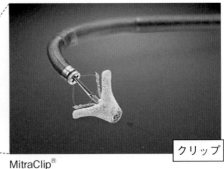
クリップ

MitraClip®

▼経皮的僧帽弁接合不全修復術の流れ

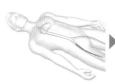
全身麻酔下での経皮的
静脈アプローチ

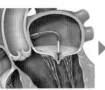
逆流ジェットへの最適な
ポジショニングが可能

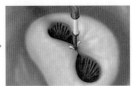
逆流部分をクリップで把持

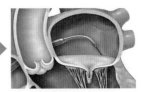
確実で安全なポジショニング

（写真提供：アボットメディカルジャパン合同会社）

> **必須条件**
> - 僧帽弁閉鎖不全症　3度以上（変性性/機能性どちらも可）
> - 左室駆出率（LVEF）≧ 20%
>
> **付帯条件**　（上記に合わせてさらに以下の内、いずれか1つが必要）
> - STSスコア（外科手術のリスク評価）≧8
> - 上行大動脈の石灰化（Porcelain Aorta）、または上行大動脈の可動性アテローム変性
> - 縦隔の放射線治療歴や、縦隔炎の既往歴
> - 機能性僧帽弁閉鎖不全 かつ LVEF＜40%
> - 年齢≧75歳　かつ　LVEF＜40%
> - 開存している冠動脈バイパスグラフトのある状態での再手術
> - 2回以上の心臓・胸部外科手術歴
> - 肝硬変
> - その他の外科的手術の危険因子（高齢者、担がん患者、frailty［虚弱性］の高い人など）

❺経皮的左心耳閉鎖術

- 心房細動を患った患者では、血栓が形成されることにより、脳などを含めた塞栓症の危険性が高くなります。そのため、血栓を予防する目的で抗凝固薬を内服しますが、逆に出血を起こしやすくしてしまうため、抗凝固薬を継続できないことをしばしば経験します。

- ところが、心房細動患者における血栓形成は、そのほとんどが左心房であると報告されています[6]。このためカテーテルを用いて左心耳を閉鎖することにより血栓形成を防ぎ、抗凝固薬を中止できるLAAO（left atrial appendage occlusion）という治療が始まっています。ただし、認定を受けた施設のみで治療が可能となっています。

- 経皮的左心耳閉鎖術は全身麻酔下、経食道エコーを用いて治療を行います。大腿静脈よりアプローチし、心房中隔経由で左心耳にデバイスを留置します。

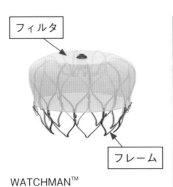

フィルタ

フレーム

WATCHMAN™

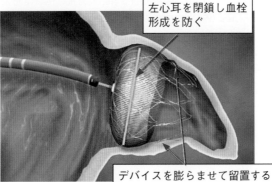

左心耳を閉鎖し血栓形成を防ぐ

デバイスを膨らませて留置する

（画像提供：ボストン・サイエンティフィック ジャパン株式会社）

Part 2　治療　プラスα 知っておきたい最新の治療技術

▼左心耳閉鎖システムに関する適正使用指針（適応/選択基準）

本治療は $CHADS_2$ またはCHA_2DS_2-VASc スコアに基づく脳卒中および全身性塞栓症のリスクが高く、長期的に抗凝固療法が推奨される非弁膜症性心房細動患者にのみ考慮されるべきであり、これらの患者のうち以下の要因の１つまたは複数適合する患者に対して、長期的抗凝固療法の代替として検討される治療である。

以下のうち１つ以上を含む、出血の危険性が高い患者。
- HAS-BLED スコアが3 以上の患者
- 転倒にともなう外傷に対して治療を必要とした既往が複数回ある患者
- びまん性脳アミロイド血管症の既往のある患者
- 抗血小板薬の2剤以上の併用が長期（１年以上）にわたって必要な患者
- 出血学術研究協議会（BARC）のタイプ3に該当する大出血の既往を有する患者

なお、機械的人工弁の植込み患者、凝固能亢進状態の患者、または再発性深部静脈血栓症患者などは、本治療の適応ではないことに留意する必要がある。

日本循環器学会：左心耳閉鎖システムに関する適正使用指針．より引用
http://www.j-circ.or.jp/WatchMan/wm_tekisei_shishin.pdf（2020.08.01アクセス）

参考文献

1) 中嶋康仁：Special Edition1大動脈内バルーンパンピング（IABP）．Heart nursing 2007；20：1066-1074.
2) 小豆畑丈夫，高山忠輝編：Q＆Aでギモン解決 やさしいIABP入門．看護技術 2010；56：116-150.
3) 中前健二：経皮的心肺補助装置（PCPS）．Heart nursing 2007；20：1075-1082.
4) 2014年度合同研究班：末梢閉塞性動脈疾患の治療ガイドライン（2015年改訂版）
   https://www.j-circ.or.jp/old/guideline/pdf/JCS2015_miyata_h.pdf（2020.08.01アクセス）
5) 2008年合同研究班：末梢閉塞性動脈疾患の治療ガイドライン（2005-2008年度合同研究班研究報告）
   https://www.j-circ.or.jp/old/guideline/pdf/JCS2010_shigematsu_h.pdf（2020.08.01アクセス）
6) 日本循環器学会：不整脈非薬物治療ガイドライン（2018年改訂版）．
   https://www.j-circ.or.jp/old/guideline/pdf/JCS2018_kurita_nogami.pdf（2020.08.01アクセス）

引用文献

1) Pijls NH, De Bruyne B, Peels K, et al. Measurement of fractional flow reserve to assess the functional severity of coronary-artery stenoses. *N Engl J Med* 1996；334：1703-1708.
2) Barbato E, Toth GG, Johnson NP, et al. A prospective natural history study of coronary atherosclerosis using fractional flow reserve. *J Am Coll Cardiol* 2016；68：2247-2255.
4) Baumgartner H, Falk V, Bax JJ, et al. 2017 ESC/EACTS Guidelines for the management of valvular heart disease. *Eur Heart J* 2017；38：2739-2791.
5) Otto CM. Timing of aortic valve surgery. *Heart* 2000；84：211-218.
6) Blackshear JL, Odell JA. Appendage obliteration to reduce stroke in cardiac surgical patients with atrial fibrillation. *Ann Thorac Surg* 1996；61：755-759.

合併症対応の基本

心臓カテーテル検査・治療では、さまざまな合併症のリスクが伴います。いち早く異常に気づくには、患者の表情を観察し、訴えに耳を傾ける必要があります。また、モニターを常に監視し、バイタルサインを確認しながら手技の進行を見守ることが大切です。
急変時に必要な薬剤や医療機器は、すぐに使用できるようにしておきましょう。

急変時の対応

SaO$_2$の低下、呼吸困難 ⟶ 酸素投与 ⟶ 呼吸状態悪化 ⟶ 呼吸停止 ⟶

心室細動　心室頻拍（→p.150） ⟶ 除細動+ 抗不整脈薬 ⟶ 不整脈止まらない ⟶

アミオダロン塩酸塩
①初期急速投与：125mg（溶解液2.5mL）＋5%ブドウ糖液100mL を600mL/時（10mL/分）の速度で10分間投与
②負荷投与：750mg（溶解液15mL）＋5%ブドウ糖液500mLを33mL/時の速度で6時間投与

徐脈（→p.150） ⟶ アトロピン硫酸塩（1mg/mL）を 0.5～1mg静注 ⟶ 効果なし ⟶

血圧低下 ⟶ ノルアドレナリン（1mg/mL/A）1A＋生理食塩水9mL＝計10mL に希釈し、1mLをさらに薄めて静注 ⟶

心タンポナーデなら心嚢穿刺（→p.140）

アナフィラキシーショック（→p.149） ⟶ アドレナリン注（1mg/mL）0.3mg 筋注

Check!　迷走神経反射（ワゴトニー）

カテ室でよく見られるほか、病棟でも見かけることがあります。過度の緊張、痛み刺激、排尿のがまんなどが誘因となり、迷走神経が過緊張することで徐脈、血圧低下、嘔気などが出現します。

患者があくびをし始めたり、脈がゆっくりになってきたときには、迷走神経反射を考えましょう。病棟であれば、足をあげたりします。

▼カテーテル室で急変時に
使用される医療機器の例

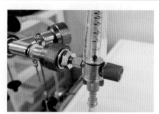

酸素吸入器

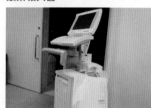

IABP
（大動脈内バルーンパンピング）

体外式ペースメーカー

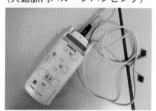

PCPS（経皮的心肺補助装置）

→ 気管挿管、人工呼吸器管理

→ PCPS（→p.67）

→ 一時的体外ペーシング

→ 心原性ショック → IABP（→p.61）、PCPS、インペラ

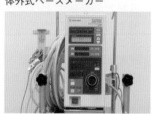

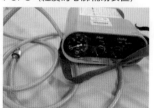

簡易型人工呼吸器

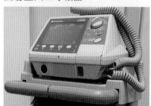

除細動器

急変時に使用される医療機器がすぐに使用できる状態になっているか、確認しておきましょう。

133

カテーテル検査・治療に伴う主な合併症と対応

❶冠動脈解離・冠動脈穿孔・冠動脈破裂（→p.136）

原因と症状	看護師の対処方法
• カテーテル操作などにより血管が損傷することで、胸痛が出現し、血行動態が悪化することもある。穿孔、破裂では、心タンポナーデになることもある	• 心電図のST変化、血圧低下、徐脈に注意する • 急変に対する注射薬、酸素、IABP、PCPSなどの準備をする

❷心タンポナーデ（→p.139）

• 心腔内から心外膜へと血液が漏れ出し心臓を圧迫することで心機能が低下し、血圧低下、酸素飽和度低下、呼吸困難感、意識レベル低下などが出現する（心原性ショック）	• 一般的に心電図は頻脈になり血圧が下がるので、血行動態の悪化に注意する • ヘパリンの拮抗薬、昇圧薬、酸素の投与準備と、心嚢穿刺の準備をする

❸Slow flow / No flow（スローフロー・ノーフロー）（→p.142）

• カテーテル操作や、治療に伴うバルーン拡張などの手技によりプラークが遊離し、末梢で閉塞することでSlow flow / No flowが生じる • 冠動脈内の血流が遅延・途絶することで胸痛や気分不快、心電図上のST変化が生じる	• 医師の指示によりニコランジル、ニトロプルシドナトリウムを清潔操作で術者・介助者に手渡す • 血流が改善されず血圧低下がみられた場合はIABPやPCPS挿入となるため鼠径部の消毒を行う

❹空気塞栓・血栓症（→p.142）

• カテーテル操作により空気や血栓が血管内に飛ぶことで、心筋梗塞、脳梗塞、肺梗塞、急性末梢血管閉塞を生じる • 梗塞した部位に応じた症状が出現する	• 冠動脈の塞栓への対応は❸Slow flow/ No flowに準じる • 脳梗塞は、声かけで患者の反応が悪くなっていないかどうかを確認することにより気づくことがある • 脳梗塞、肺梗塞、急性末梢血管閉塞は病室に戻ってから起こることもあるため、術後の患者の状態に変化がないか注意する

❺造影剤による合併症（アナフィラキシーショック）(→p.147)

原因と症状	看護師の対処方法
• ヨード系造影剤や局所麻酔によるアレルギー症状から血圧低下、酸素飽和度低下、頻脈をきたしショック状態となる • 全身に膨隆疹が出現したり、気道浮腫を起こすことで喘鳴や呼吸困難を生じることもある	• 医師の指示でステロイド薬、抗ヒスタミン薬を静脈注射する • 血圧低下がある場合アドレナリン*を投与する • 気道確保し酸素投与を行う。場合によっては気管挿管を行う

❻迷走神経反射（ワゴトニー）

• 過度の緊張、痛み刺激、排尿のがまんなどが誘因となり、自律神経のバランスが崩れ、徐脈・血圧低下・嘔気が出現する	• 点滴速度を速める • 咳払いを促す • 医師の指示でアトロピン硫酸塩*を静脈注射する

❼不整脈 (→p.150)

• カテーテル操作によるものが多く、重症不整脈では意識消失、高度徐脈では血圧低下・嘔気・冷汗などが生じる	• 重症不整脈出現時はすぐに胸骨圧迫を開始し、人手を集める • 医師の指示で除細動を行う • 酸素投与を開始する • 医師の指示で薬剤を投与する • 高度徐脈時は、一時的体外ペーシングを行うこともある

＊当院ではアトロピン硫酸塩やアドレナリンに関しては、アンプルの他にプレフィルドシリンジ（→p.149）を採用している。

② 心合併症

[原因]		[起こりうる合併症]
ガイディングカテーテルやガイドワイヤーの挿入、バルーンやステントの拡張	➡	冠動脈解離、冠動脈穿孔
バルーンやステントの拡張	➡	冠動脈破裂
プラークや血栓が冠動脈細動脈に塞栓	➡	Slow flow/No flow
カテーテル内の空気が冠動脈に入り込む	➡	空気塞栓
抗血小板薬、ステント	➡	ステント血栓症、急性冠閉塞

❶冠動脈解離

- 動脈壁が内膜と中膜の間で断裂して偽腔が生じ、血管壁の一部がフラップ状になる状態です。
- ①ガイディングカテーテルによる冠動脈入口部の血管損傷、②PCIガイドワイヤーによる血管損傷、③バルーン拡張やステント留置時の血管損傷などが原因で生じます。

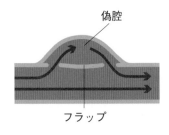

偽腔

フラップ

▼ガイディングカテーテルによる左主幹部の解離

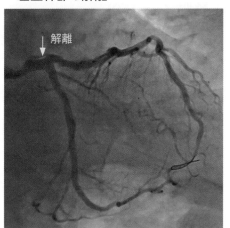

解離

POINT

冠動脈解離で冠血流が悪くなり、胸痛や、心電図でのST上昇を認めることがあります。バイタルサインの変化に注意しましょう。

対処方法

- 軽度の解離は経過観察となりますが、次ページの症例のように解離部位にステントを留置して解離をおさえる治療をすることも多いです。

▼回旋枝のバルーンカテーテルにより解離を認め、ステントを留置した症例

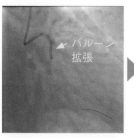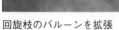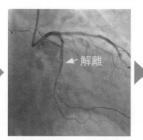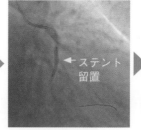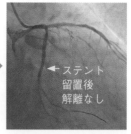

回旋枝のバルーンを拡張　　　解離が発生　　　　　ステントを留置　　　　解離が解消

Check!　特発性冠動脈解離

　若い女性の心筋梗塞を引き起こすことで知られています。外傷でも医原性でもなく、自然に冠動脈に解離が起こり、冠動脈の血流が途絶えますが、原因はよくわかっていません。

①

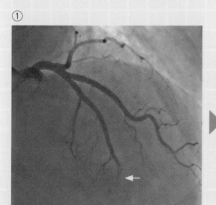

自然解離にて左前下行枝（矢印部分）の血流が途絶えている。

②

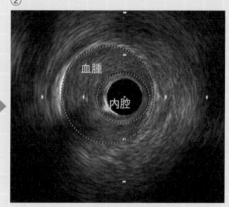

血流が途絶えている部分のIVUS。解離により偽腔に入った血液が血腫となり前下行枝の本来の血管内腔を圧迫している。

③

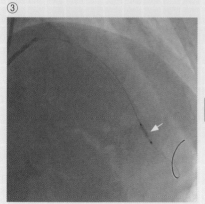

カッティングバルーン（→p.229）で血腫に切れ目を入れた。

④

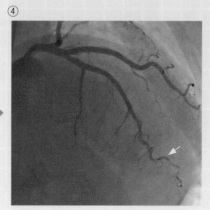

その後、左前下行枝の血流が改善しているのがわかる。

❷冠動脈穿孔

- ガイドワイヤーの先端などで、冠動脈に小さな穴が空いてしまった状態です。

▼ワイヤーによる冠動脈穿孔を止血した症例

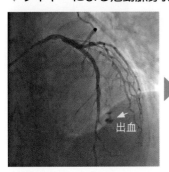
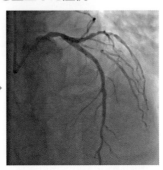

矢印部分は小さな対角枝で、末梢でワイヤーにより穴が空き出血を認めた。

マイクロカテーテルから血餅を入れ対角枝の出血の止血に成功した。

対処方法

- 小さな血管は、プロタミンを用いてバルーン血流遮断で止血できることもありますが、止血できない場合はコイル、脂肪片、血栓などで穿孔した血管を塞いで止血します。

❸冠動脈破裂

- バルーンやステントの拡張により血管壁に穴が空いた状態です。

▼バルーン拡張による冠動脈破裂を止血した症例

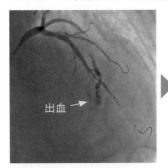
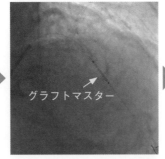
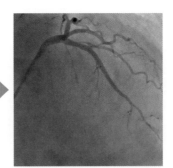

矢印はバルーン拡張後出血

グラフトマスター（カバードステント）を留置

止血に成功

対処方法

- バルーンで破裂部位を抑えて止血できる場合もあります。しかし、修復されない場合はカバードステントを用います。カバードステントはポリ四フッ化エチレン膜で覆われているため、止血が可能です。
- 出血により心タンポナーデになると迅速に心嚢穿刺が必要となります。また、プロタミン（ヘパリンの中和薬）が投与されることもあります。

▼心嚢液貯留の原因

急速にたまる原因	急性上行大動脈解離、心破裂、冠動脈穿孔、胸部外傷
徐々にたまる原因	悪性腫瘍、尿毒症、心膜炎（感染性、膠原病）

Check!　心タンポナーデ

　心嚢液が貯留すると心臓を圧迫し、心臓の拡張を妨げて心拍出量が低下してショック状態となります。この状態を心タンポナーデといいます。治療としては、心嚢穿刺によって心嚢液の排液が必要となります。

　心嚢液が徐々に増えるような病態（悪性腫瘍など）では、かなり大量にたまるまで心タンポナーデにはなりません。しかし心臓カテーテル治療中の合併症（冠動脈治療中の冠動脈穿孔やカテーテルアブレーション中の心臓穿孔など）による場合は急速にたまるため、少量でも心タンポナーデとなってしまいます。そのため迅速な診断と確実な治療が必要となります。

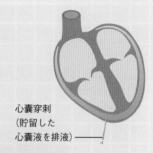

心嚢穿刺
（貯留した
心嚢液を排液）

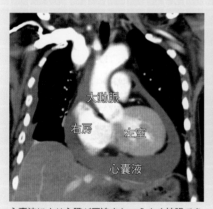

心嚢液により心臓が圧迫され、うまく拡張できなくなり心拍出量が低下する。

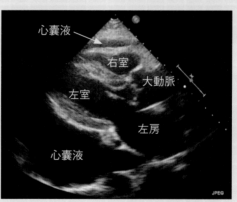

心エコーにて心嚢内に大量の心嚢液が貯留していることが確認できる。

139

┌ **Column!** ───

心嚢穿刺

心臓カテーテル治療中に血圧低下などの心タンポナーデを疑う状態を認めれば、早急に急速補液を行い、心エコー、心嚢穿刺の準備を行います。心エコーにて心嚢液の貯留が確認でき、血行動態が不安定であれば、心嚢穿刺を行います。ヘパリン使用時は可能であればプロタミンで中和し、血圧の状態に応じてカテコラミンを使用します。

術者は慌てていることが多いので、冷静に手技ができるようにまわりのスタッフの的確なサポートが必要です。心嚢液が少量の場合は心嚢穿刺が難しいことも多く、無理な手技にて誤って心筋や冠動脈を穿刺してしまったり、肝臓損傷や気胸などの合併症を起こすことも懸念されます。困難が予想される場合には心嚢穿刺にこだわらず、早めに心臓外科医に外科的なドレナージを依頼することも考慮すべきです。

▼心嚢穿刺を行った症例

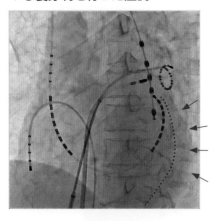

- 心房細動アブレーション中に心タンポナーデを起こした症例。透視にて心陰影（赤矢印）の動きが見られなくなったため、心エコーを行ったところ、心嚢液の貯留が確認された。この時点ではまだ血圧などの問題はなかったが、しばらくして血圧低下を認めたため、心嚢穿刺を行った。
- 実際の心臓（赤点線）のまわりに心嚢液が貯留すると心拍動に伴う心陰影の動きがみられなくなる。この変化は心嚢液が貯留し始めた比較的早期に見られる。心嚢液の貯留を早期に発見できれば、危険な状態に陥る前に対応することが可能となる。

▼穿刺部位の選択

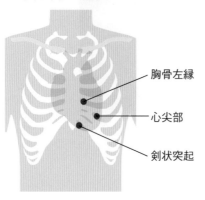

胸骨左縁
心尖部
剣状突起

- 心嚢穿刺は剣状突起、胸骨左縁、心尖部のいずれかから行う。
- 心エコーで心嚢液が多くたまっているところを確認し、穿刺しやすいところから行う。

▼心嚢穿刺の実際

①穿刺

• 心エコーで穿刺部までの深さや角度を確認する。剣状突起からのアプローチでは肝臓を避けて穿刺できることを確認する。

• 局所麻酔後、エコーで確認した角度と深さで慎重に穿刺を行う。エコーガイド下で穿刺するほうがさらに安全性が高い。

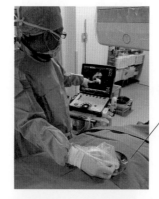
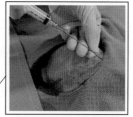

②ガイドワイヤーの挿入

• 心嚢液が出てきたらガイドワイヤーを挿入する。

• 透視にてガイドワイヤーが心嚢内にしっかり入っていることを確認する。

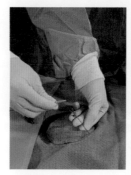
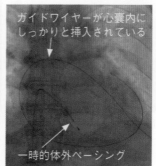

ガイドワイヤーが心嚢内にしっかりと挿入されている

一時的体外ペーシング

③ダイレーター、ドレナージチューブの挿入

• ガイドワイヤーに沿わせてダイレーターを挿入し、皮膚および心嚢の穿刺部をしっかり広げ、ドレナージチューブが入りやすくする。

• ガイドワイヤーに沿わせてドレナージチューブを心嚢内に挿入し、適切な位置に固定できたらガイドワイヤーは抜去する。

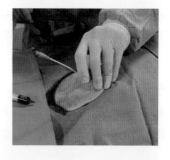

④ドレナージ

• ドレナージチューブに排液バッグをつなげ、早急に排液するときはシリンジを用いて排液する。

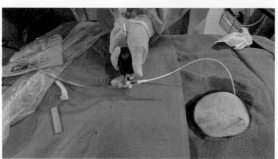

❹Slow flow/No flow（スローフロー・ノーフロー）

- ロタブレーター（→p.59）使用時や、血栓性病変に対するPCI、静脈グラフトに対するPCI、あるいは右冠動脈などの多量にプラークを有する病変に対してPCIを行う際に、病変は拡張しているのに造影が遅延する現象を「Slow flow」と呼びます。また、冠動脈の血流がなくなることを「No flow」と呼びます。

- プラークや血栓が冠動脈細動脈に塞栓したために起こり、広範囲に虚血を引き起こすことがあります。

▼ステント留置後のNo flowを薬剤で改善した症例

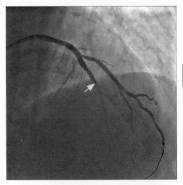

矢印は左前下行枝のステント留置後に
血流が低下した。

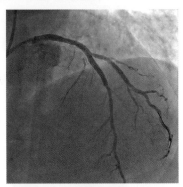

血栓吸引とニトロプルシドを冠注して
冠動脈の流れは改善した。

POINT

硝酸薬、ニコランジル、ニトロプルシドなどを準備しておきます。また、IABP（→p.61）などの挿入に対応できるよう、必要に応じて鼠径部の消毒の準備をしておきます。

対処方法

- 冠血流を改善するため、細動脈を直接拡張する薬剤（硝酸薬、ニコランジル、ニトロプルシドなど）を冠動脈内に投与します。血流の改善がなければ、IABPが挿入されることもあります。

❺空気塞栓

- 空気が十分にカテーテル内から除去できていない場合、冠動脈に空気が入り込んでしまうことがあります。小さな気泡の場合にはなんの変化もありませんが、多くの空気が冠動脈内に入り込むとNo flowとなり、心電図でST上昇を認め、血圧低下や徐脈が起こり、さらに悪化すると心室細動（→p.151）になることもあります。

- ガイディングカテーテルの内腔に比して太いデバイスを急いで挿入すると、Yコネクターの部分から空気をガイディングカテーテル内に吸い込むことがあります。これに気つかず造影剤を注入すると、大量の空気が冠動脈内に入り込むことがあります。

対処方法

- 空気の量が少量のときには、そのまま自然経過をみることも可能です。しかし、血行動態が破綻するような大量の空気が入った場合には、PCPS（→p.67）などの挿入が必要になることがあります。

（→p.67）

▼空気塞栓

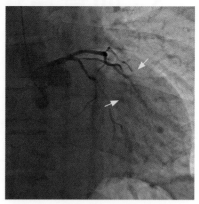

矢印の先の血管は空気が充満しており、左前下行枝に造影剤が流れていかない。

❻ステント血栓症、急性冠閉塞

- ステント留置部位に血栓が生じた状態です。近年では、抗血小板薬のローディング（急速に血中濃度を上げるように初回の内服量を増やす）ができるようになったことと、ステントの改良により、ほとんど発症しなくなりました。

▼ステント留置部に血栓が生じ、血管が閉塞した症例

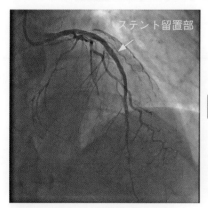

左前下行枝のステント留置に成功。

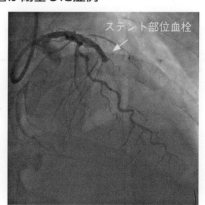

4日後にステント部位で血栓閉塞し治療となった。

POINT

PCI前には、抗血小板薬が2剤内服されているかを確認することが大切です（→p.170）。

（→p.170）

Memo　ヘパリン起因性血小板減少症（heparin-induced thrombocytopenia：HIT）

抗血小板第4因子・ヘパリン複合体抗体（HIT抗体）で診断します。HIT抗体によりトロンビンの過剰産生が生じ、血小板減少、さらには血栓塞栓症を誘発します。HITが疑われる場合は、ヘパリン投与を中止するとともに、抗トロンビン薬で治療をします。

Part 3 合併症

❷ 心合併症

③ 血管合併症

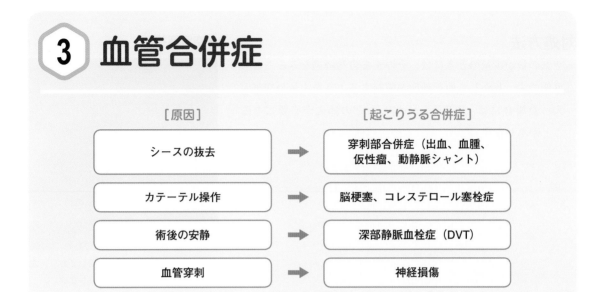

[原因]		[起こりうる合併症]
シースの抜去	➡	穿刺部合併症（出血、血腫、仮性瘤、動静脈シャント）
カテーテル操作	➡	脳梗塞、コレステロール塞栓症
術後の安静	➡	深部静脈血栓症（DVT）
血管穿刺	➡	神経損傷

❶穿刺部合併症（出血、血腫、仮性瘤、動静脈シャント）

- 止血法や止血デバイスが発達したことや、穿刺部位に大腿動脈や上腕動脈ではなく橈骨動脈が使われることが多くなったため、出血の合併症率は低くなりました。

▼シース抜去部位に仮性瘤が発生し、薬剤で改善した症例

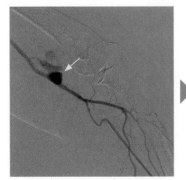

左上腕動脈のシース抜去部位に仮性瘤を認めた。

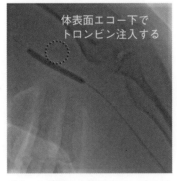

体表面エコー下でトロンビン注入する

バルーン拡張し血管にトロンビンが漏れないようにしながら、エコー下で仮性瘤にトロンビン注入。

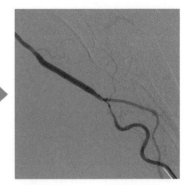

仮性瘤は消失し、上腕動脈の流れも良好。

> **POINT**
> 仮性瘤、動静脈シャントでは血管雑音が聴取できます。止血後の聴診で注意しましょう。

対処方法

- 動静脈シャントは、何も治療を要さないことがほとんどです。出血がひどい場合は輸血が必要になることもありますが、通常、出血、血腫による出血斑は2週間程度で消退します。

❷脳梗塞

- 心臓のカテーテル操作による脳梗塞の発生率は0.05～0.2%とされています。カテーテルの通過に伴って動脈硬化のプラークや、カテーテルの一部に形成された血栓がはがれて塞栓症を起こすことがあります。

POINT

カテーテルの検査、治療中に意識状態を確認することが大事です。検査あるいは治療後、帰室してしばらくしてから脳梗塞を発症することもあります。その場合は、頭部CTあるいはMRIを施行し、血栓部位を確認し対応します。

❸コレステロール塞栓症

- カテーテル操作などにより腹部大動脈などからコレステロール結晶を多く含む動脈硬化プラークが飛び、腸管動脈、腎動脈、下肢動脈末梢に塞栓することがあります。
- 検査や治療後、1週間～数か月で発症しますが、数日以内に生じることもあります。

POINT

血液検査で好酸球増多（60～80%）を認めます。

Check!　blue toe（ブルートゥ）

コレステロール塞栓による足の色の変化をblue toeと呼びます。

腎動脈にコレステロール結晶が詰まると、腎障害が悪化し、30～60%で血液透析となるといわれています。

スタチン投与、ステロイド、プロスタグランディン製剤、LDLアフェレーシスなどの治療報告はあるものの、有効な治療法はありません。

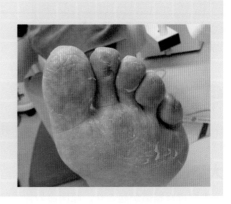

❹深部静脈血栓症（DVT）

- DVT（deeo vein thrombosis）は、術後の安静により、下腿に血栓ができた状態です。血栓が肺に飛んで肺梗塞を発症し、致死的になることもあります。

予防

- 長期臥床が必要な際はフットポンプを使用したり、弾性ストッキングを履いたりして予防します。

POINT

穿刺した足の太さを比較して、足が太かったら注意しましょう。採血検査ではDダイマーが高くなります。その場合は下肢エコーを施行し、血栓の有無、部位を確認します。

対処方法

- 現在は下大静脈（IVC）フィルターを挿入する機会は減りましたが、抜去可能な下大静脈フィルターを一時的に挿入することがあります。

▼両腎静脈下に下大静脈フィルター挿入

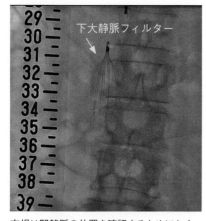

下大静脈フィルター

定規は腎静脈の位置を確認するためにおく。

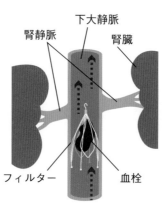

下大静脈
腎静脈
腎臓
フィルター
血栓

フィルターは腎静脈の下に留置する。

❺神経損傷

- 血管穿刺の際に、非常にまれですが、神経損傷が起こることがあります。

大腿動脈を穿刺した場合

- 大腿神経損傷が起こり、膝関節の伸展障害のため、階段や坂道での膝折れにより歩きにくくなります。

上腕動脈を穿刺した場合

- 神経因性疼痛（針を刺した部位の痛みが残存）、複合性局所疼痛症候群（痛みの残存、浮腫、発汗障害、血流障害、皮膚温の異常などの自律神経症状）が起こります。2～3か月で症状がなくなることもありますが、神経内科へ相談することが望ましいです。

造影剤による合併症

［原因］ ［起こりうる合併症］

造影剤（ヨード）　　造影剤腎症、造影剤アレルギー

❶造影剤腎症

- ヨード造影剤投与後、72時間以内に血清クレアチニン値が前値より0.5 mg/dL以上または25%以上増加した場合を造影剤腎症と呼びます。

予防

- 造影検査腎症の予防のため、造影剤の前後に、生理食塩水を経静脈的投与することが推奨されています。施設によって投与法は異なります。

(例：造影前：点滴速度1〜1.5mL/kg/時、持続時間：6時間以上　造影後：点滴速度1〜1.5mL/kg/時、持続時間：6時間以上)

POINT
入院時あるいは検査前の腎機能をチェックしておき、術前術後の点滴の投与を確認しておきます。

❷造影剤アレルギー

- ヨード造影剤によるアレルギーは、IgEを介したアレルギー機序によるものと、非アレルギー機序（補体の活性化、好塩基球や肥満細胞の脱顆粒を促進）によるものがあります。

POINT
検査中に咳嗽が生じたときなどは注意が必要です。また、体に発疹が出ていないか確認します。ただし、発疹が出ていなくても、SaO_2と血圧が下がるショックの場合もあるため、注意しましょう。

▼造影剤アレルギーの症状

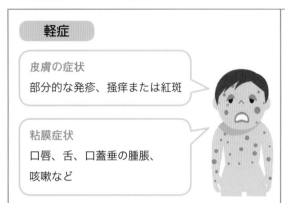
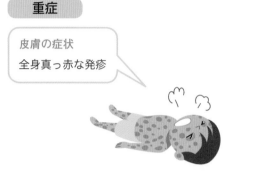

軽症	重症
皮膚の症状 部分的な発疹、搔痒または紅斑 **粘膜症状** 口唇、舌、口蓋垂の腫脹、咳嗽など	**皮膚の症状** 全身真っ赤な発疹
症状がすぐに出ることもあれば、数日して発疹が出ることもあります。	急速に（数分～数時間以内）発現する呼吸困難、血圧低下を起こします。

予防

• 残念ながら、アレルギーを完全に予防できる前処置はありません。「American College of Radiology Manual on Contrast Media ver.10.2に基づくプロトコール」があり、下記のいずれかを実施します。

▼American College of Radiology Manual on Contrast Media ver.10.2に基づく
プロトコール

1．プレドニゾロン50mgを造影剤投与の13時間前、7時間前、および1時間前に経口投与。

2．メチルプレドニゾロン32mg（メドロール錠）を造影剤投与の12時間前と2時間前に経口投与。

3．経口投与ができない場合には、デキサメタゾン7.5mg（デカドロン®など）、もしくはベタメタゾン6.5mg（リンデロン注®など）などのリン酸エステル型ステロイドを1～2時間以上かけて点滴投与が望ましい。

※上記1，2に、抗ヒスタミン剤を追加してもよい（ジフェンヒドラミン50mg［レスタミンコーワ］を1時間前に筋注、皮下注または経口投与）。

対処方法

• SaO_2の低下、血圧の低下の際は、造影剤アレルギーの可能性があります。アナフィラキシーショックを考えたら、アドレナリン注0.1%シリンジ（1mg/mL）0.3mgを躊躇しないで筋注します。

▼アナフィラキシーショック時の対応マニュアル（湘南鎌倉総合病院）

前投薬	①基本的な前投薬	・プレドニン®（5mg/錠）30mg（6錠）/回 ・ネオマレルミンTR（d-クロルフェニラミンマレイン酸塩：ポララミン®6mg/錠）6mg（2錠）/回 ※上記2剤を前日夕、当日朝の計2回内服
	②緊急例	・ソル・コーテフ®（100mg/V）2Vを生理食塩水100mgに溶解し、術前、できるだけ早朝に点滴静注 ・カテーテル室入室時にポララミン®注（5mg/mL/A）1Aを静注する
	③血液透析例	カテーテル後早期に透析を行うことを検討
発作時の処置	①発疹など比較的軽症例を含む症状発現例	・ポララミン®注（5mg/mL/A）1A静注 ・ソル・コーテフ®（100mg/V）2Vを生理食塩水100mgに溶解し、点滴静注 ※呼吸困難やショック例では、ソル・コーテフ®よりアドレナリン、ノルアドレナリンなどの投与を優先する
	②呼吸困難例	・アドレナリン注0.1%シリンジ（1mg/mL）0.3mg筋注（症状が改善しなければ5分ごとに繰り返す。筋注部位は大腿外側前面が安全） ※重症例ではアドレナリン1mg/mL＋生理食塩水9mL＝計10mLとし、1mLずつ静注 ・アトロピン注0.05%シリンジ（0.5mg/mL）0.5mg静注
	③血圧低下例	・ノルアドレナリン（1mg/mL/A）1A＋生理食塩水9mL＝計10mLに希釈し、1mLずつ静注
	④吸気例	・プリンペラン®（10mg/2mL/A）1A静注
症状発現例に対するカテーテル後の処置		・プレドニン®30mgとネオマレルミンTR 6mgを、検査当日夕と翌朝の計2回、追加投与する ・遅延型反応の出現も懸念されるため、症状によっては退院を延期する

©湘南鎌倉総合病院

Memo プレフィルドシリンジ

プラスチックのディスポーザブルシリンジに薬剤の溶液が充填された形で包装されています。一刻を争う救急の場面では、アンプルをカットしてシリンジに薬液を吸い上げる時間と手間を節約できるというメリットがあります。また、その作業に伴う薬液への異物混入がないこと、医療スタッフにとっても手・指を注射針で刺したりガラス片で切ったり、といった危険性がないことが利点として挙げられます。

しかし、アンプルと比較し高価であり、すでに包装されているためかさばる、といったデメリットもあります。

▼プレフィルドシリンジの例

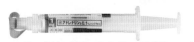
アドレナリン注 0.1%シリンジ「テルモ」

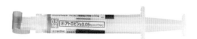
アトロピン注 0.05%シリンジ「テルモ」
（写真提供：テルモ株式会社）

⑤ 不整脈

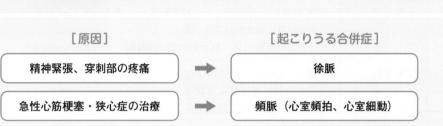

[原因]　　　　　　　　　　　[起こりうる合併症]

精神緊張、穿刺部の疼痛 ➡ 徐脈

急性心筋梗塞・狭心症の治療 ➡ 頻脈（心室頻拍、心室細動）

❶徐脈

- 過度の精神緊張や穿刺部の疼痛により、一過性の迷走神経反射（→p.133）による徐脈が引き起こされます。また、右冠動脈の治療によって完全房室ブロックになることもあります。

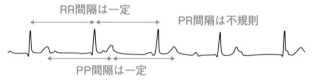

▼完全房室ブロック

RR間隔は一定　　　　PR間隔は不規則

PP間隔は一定

対処方法

- 経過観察で徐脈が改善することもありますが、アトロピン静注や場合によっては一時的体外ペーシングが必要になります。

❷頻脈

- 急性心筋梗塞や狭心症の治療中に心室頻拍、心室細動が起こることもあります。

対処方法

- 緊急で胸骨圧迫、一時的体外ペーシング、電気的除細動、IABP（→p.61）挿入あるいはPCPS（→p.67）が必要になることもあります。

POINT

カテーテルを入口部に進めた際、ウェッジ（カテーテルがピッタリはまってしまう）で心室細動が起こることがあります。カテーテルの動脈圧が出ているかどうかの観察を忘れないようにしましょう。

▼頻脈性不整脈のモニター波形の例

心室細動（VF*¹）

細かく不定の波形の連続

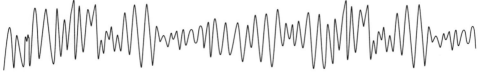

心室粗動（Vf*²）

粗で整なる波形の連続

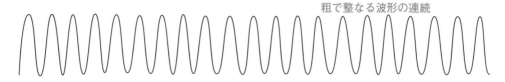

心室頻拍（VT*³）

RR間隔はほぼ規則正しい頻拍

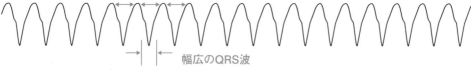

幅広のQRS波

心房細動（AF*⁴）

RR間隔は不規則

f波

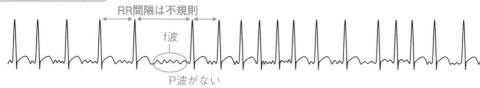

P波がない

心房粗動（AFL*⁵）

規則正しいノコギリ状のF波

F波

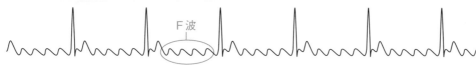

発作性上室頻拍（PSVT*⁶）

ＲＲ間隔は規則的　　Ｐ′波は認識できない

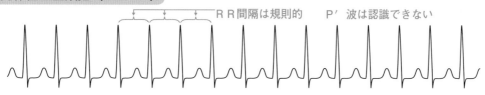

＊1　VF：ventricular fibrillation　＊2　Vf：ventricular flutter　＊3　VT：ventricular tachycardia
＊4　AF：atrial fibrillation　＊5　AFL：atrial flutter　＊6　PSVT：paroxysmal supraventricular tachycardia

Part
3

合併症

❺
不整脈

⑥ 放射線による障害

PCIやアブレーションにより放射線障害が発生する可能性があります。2Gy以上の放射線被曝で皮膚に紅斑を認めるため、患者の被曝線量が2Gyを超えないような注意が必要です。

・放射線照射により人体組織が損傷し影響を受けることを、放射線障害といいます。

▼被曝の影響

	影響	おおよそのしきい線量（Gy）	発症までの時間
皮膚	早期一過性紅斑	2	2〜24時間
	主紅斑反応	6	1.5週以内
	一過性脱毛	3	3週以内
	永久脱毛	7	3週以内
	乾性落屑	14	4週以内
	湿性落屑	18	4週以内
	二次性潰瘍	24	>6週
	晩期紅斑	15	8〜10週
	虚血性皮膚壊死	18	>10週
	皮膚萎縮症（第1期）	10	>52週
	硬化（浸潤性線維化）	10	
	毛細血管拡張	10	>52週
	皮膚壊死（遅発性）	>12	>52週
	皮膚がん	未知	>15年
眼	水晶体の混濁（検出可能）	>1〜2	>5年
	水晶体／白内障（支障をきたす）	>5	>5年

日本循環器学会：循環器診療における放射線被曝に関するガイドライン（2011年改訂版）．2011：9．より転載
https://www.j-circ.or.jp/cms/wp-content/uploads/2020/02/JCS2011_nagai_rad_h.pdf（2020.08.01アクセス）

- 放射線による影響は、確定的影響と確率的影響に分けられます。

①確定的影響：一定量の放射線を受けると必ず影響が現れ、受けた放射線の量が多いほど影響も大きい。（例：皮膚、水晶体の被曝）

②確率的影響：一定量の放射線を受けたとしても、必ずしも影響が現れるわけではないが、放射線を受ける量が多くなるほど影響が現れる確率が高まる。はっきりとした閾値がない。（例：がん　など）

血管撮影検査における被曝防護

- 心臓カテーテルはX線透視下に行われ、患者・術者・看護師・診療放射線技師も被曝するため、被曝軽減・被曝防護の知識が必要です。

- 医療従事者の被曝線量の限度については、電離放射線障害防止規則に決まりがあり、ガラスバッジ（蛍光ガラス線量計）やOSLD（optically stimulated luminescence dosimeter、光刺激ルミネセンス線量計）による線量測定が義務づけられています。

▼医療従事者の被曝線量限度

❶5年間につき100mSv

❷1年間について50mSv

❸女子については、上記のほか3月間につき5mSv

❹妊娠中の女子については、上記のほか、本人の申出等により病院または診療所の管理者が妊娠の事実を知った時から出産までの間につき、内部被曝について1mSv

❺妊娠中である女子の腹部表面については上記❹に規定する期間につき2mSv

❻眼の水晶体については、1年間につき150mSv

❼皮膚については、1年間につき500mSv

電離放射線障害防止規則（第四条～第六条）

Memo　**放射線の単位**

Gy（グレイ）：放射線が1kgの物質に与えるエネルギー量

Sv（シーベルト）：放射線が人体に与えるダメージ量

当院では患者皮膚被曝が1Gyを超えた場合は放射線技師がカルテに記録します。2Gyを超えた場合は医師が患者さんに説明し、看護師が3時間後に皮膚の観察と記録を行います。その後も10～14日後に追跡調査を実施する必要があります。

▼外部被曝防護の三原則

①被曝時間の短縮	・術者が、必要最小限の透視・撮影を心がける ・患者が動くことなく実施できるよう、体位調整や声かけを行う
②線源からの距離	・業務に支障のない範囲で患者から離れ、散乱X線からの被曝を避けるよう心がけることが重要となる ・散乱線は、I.I.の方がX線管球側より少ないため、斜位での透視中に患者ケアが必要な場合はI.I.側に立つよう心がけるとよい
③遮蔽	・防護エプロンの装着が必須となる。0.25mm鉛当量のプロテクター着用で散乱X線の90%を遮断することが可能となる ・患者から1.5mの位置で透視時間1時間当たりの被曝量は、自然放射線量と区別できないくらい少ない ・撮影時に検査室内にとどまる必要がある場合は、散乱X線が透視時の10倍程度に増えるため、防護衝立（遮蔽板）を活用し、水晶体防護用の防護メガネや甲状腺プロテクターを使用する

▼カテーテル室に入室する医療者の装備

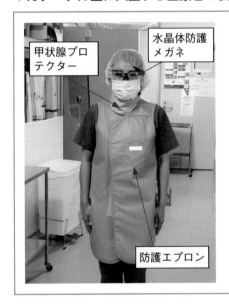

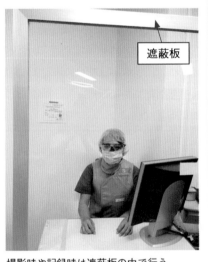

撮影時や記録時は遮蔽板の中で行う。

⑦ デバイス留置による合併症

[原因]		[起こりうる合併症]
ペースメーカー、ICD、CRT、リードレスペースメーカー	→	心臓損傷、心タンポナーデ、ペーシング不全、センシング不全、リード脱落、穿刺部合併症、気胸、血胸、感染
IABP、PCPS、インペラ	→	下肢虚血、挿入部出血、大動脈解離、血栓閉塞、感染、血小板減少、溶血、消化管出血、心臓損傷、心タンポナーデ

ペースメーカー、ICD、CRT、リードレスペースメーカー関連の合併症

❶ 心臓損傷、心タンポナーデ

原因	対処方法	看護のポイント
• リードレスペースメーカー（→p.111）では、デリバリーカテーテルや固定の爪（タインド）にて、ペースメーカー（→p.105）、ICD、CRT（→p.116）、ではリードによって心室壁の穿孔をきたすことがある	• 頻度は1%未満だが、リードレスペースメーカーの植え込みで発生すると致死率は高く、留置の時点で中隔に向いていることを確認することが肝要 • 心タンポナーデの場合は心嚢穿刺（→p.140）を行う。止血できなければ、手術も必要となる	• ゆっくりと心嚢液がたまることもあるため、術後、血圧低下、冷汗、気分不快などに注意して観察を行う

❷ ペーシング不全、センシング不全、リード脱落

原因	対処方法	看護のポイント
• リードの位置の問題で、感度、閾値が取れなくなり、ペーシングができなくなる	• 手術でリードの位置を固定し直す	• モニター心電図でスパイク、P波、QRS波に注意して観察する • 胸部X線でリードの位置がずれていると気づくこともある

❸穿刺部合併症

原因	対処方法	看護のポイント
• リードレスペースメーカーのイントロデューサーシースは27Fr.と非常に太いため、大腿静脈の穿刺部合併症として、再出血、仮性瘤、動静脈シャントなどが生じることがある • ペースメーカー植え込み部位に血腫を認めることもある	• 術翌日もエコーで確認を行うことが推奨されている • ペースメーカー部位の血腫は、多くの場合、経過観察が可能である	• 穿刺部位で血管雑音が聴取されないか確認する

❹気胸・血胸

原因	対処方法	看護のポイント
• 誤って肺を穿刺したり、シースの先端で上大静脈を損傷したりすることで起こる	• 通常は胸腔ドレナージを施行する	• 術後の胸部X線で気胸がないか確認する • 呼吸困難などの症状は生じないことも多い

❺感染

原因	対処方法	看護のポイント
• まれではあるが、急性期あるいは慢性期でもペースメーカーからの感染を起こすことがある（→p.120）	• 抗菌薬を投与するが、根本的には、ペースメーカーやリードの抜去が必要となる	• ペースメーカー植え込み後に発熱があり、植え込み部位に発赤を認めたら感染を疑う

IABP、PCPS、インペラ関連の合併症

❶下肢虚血

原因	対処方法	看護のポイント
• 腸骨動脈に高度な屈曲や狭窄が存在すると、シース挿入により挿入側の下肢虚血を招くことがある	• 重度の場合はデバイスの抜去が必要になることもある • PCPS（→p.67）では、穿刺部末梢に順行性にシースを挿入して送血回路より送血を行う方法もある	• 下肢の色調変化を観察し、ドプラなどを用いて下肢虚血の評価を行う

❷挿入部出血

原因	対処方法	看護のポイント
• 抗凝固薬の影響もあり、穿刺部からの出血を認めることもある	• ACTやATPPを測定し、ヘパリンを適切に調整する	• 軽く枕子を当てる

❸大動脈解離

原因	対処方法	看護のポイント
• 体動によってカテーテルの先端などが大動脈を損傷し、解離を起こすことがある	• 大きな解離でなければ、カテーテル抜去で経過観察する • 必要に応じ、心臓血管外科に相談する	• 安静が得られない症例では下肢の抑制を行うことも考慮する • 胸背部痛の訴えがある場合や、胸部X線で縦隔の拡大が見られる場合は、CTを行って解離の有無を評価する

❹血栓閉塞

原因	対処方法	看護のポイント
• 大動脈内の粥腫や壁在血栓により末梢塞栓を起こすことがある	• 虚血所見があれば血栓除去を行う。 • コレステロール塞栓は、薬剤投与の報告はあるが有効な治療法はない（→p.145）	• 下肢の色調変化を観察し、ドプラなどを用いて下肢虚血の評価を行う • コレステロール塞栓症や腎機能障害（腎梗塞）などの出現の有無を確認する

❺感染

原因	対処方法	看護のポイント
• 発熱などがあれば、バルーンカテーテルによる感染を考える	• 血液培養を行うとともに抗菌薬を使用する • バルーンカテーテルの抜去も考える	• 発熱、CRPなどの炎症所見に注意して観察する

❻血小板減少、溶血

原因	対処方法	看護のポイント
• バルーンの拡張・収縮により血球が機械的に破壊され、血小板減少や溶血を起こすことがある	• バルーンカテーテルの抜去を検討し、抜去できなければ、赤血球、血小板製剤の輸血を検討する	• 血液検査値で貧血や血小板減少がないか確認する

❼消化管出血

原因	対処方法	看護のポイント
• 抗凝固療法や侵襲によりストレス性の潰瘍を生じ、消化管出血を合併することがある	• プロトンポンプ阻害薬などの投与を行う	• 血圧、血液検査値に注意し、黒色便の早期発見に努める

❽心臓損傷、心タンポナーデ

原因	対処方法	看護のポイント
• インペラ（→p.71）では、移動などでカテーテルが移動したり、ずれたりする可能性があり、心臓損傷や心タンポナーデ（→p.139）を発症することがある	• 心タンポナーデの場合は心嚢穿刺（→p.140）を行う • 止血できなければ外科手術が必要となる	• 定期的なバイタルサイン、モニターのチェックを行う

4

心臓カテーテル
看護

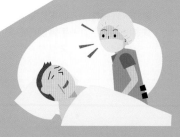

心臓カテーテル看護の全体像

心臓カテーテルを受ける患者にとって、看護師はそのところどころで重要な役割を担っています。
外来から入院までは検査・治療の説明と患者アセスメントが必要であり、心臓カテーテル室では全体の進行を見守りながら患者の対応を行います。カテーテル後は合併症の有無を確認しながら、退院まで主に患者指導にかかわります。

外来受診から心臓カテーテル決定までの流れ

	患者の動き	看護の実際	看護のポイント
外来	**外来受診** 症状がある ・動悸・息切れ ・失神・胸痛 症状がない ・心電図異常 ・手術前の心臓スクリーニング ↓ **負荷心電図** ↓ **診察・カテーテル検査決定** ↓ **心臓カテーテル前検査** （血液検査・心エコー・腎動脈エコー・頸動脈エコー・ABI・胸部X線）	**問診** 受診までの経過・症状の有無、頻度・ニトログリセリンの効果・既往歴・喫煙歴・家族歴・アレルギーの有無・服薬情報 **オリエンテーション** 入院説明・同意書の説明・検査説明（クリニカルパスの説明）・服薬説明・費用の説明	患者の症状からある程度診断を予測することができるため問診は重要な役割である。問診に必要な項目を決めておくとよい はじめてのCAG[*1]、フォローアップのためのCAG、PCI[*2]、不整脈検査・治療によって確認・説明しなければいけないものがある。それぞれにクリニカルパスを作成しておくとわかりやすい

＊1　CAG：coronary angiography［arteriography］（冠動脈造影）
＊2　PCI：percutaneous coronary intervention（経皮的冠動脈形成術）

入院から検査・治療、退院までの流れ

検査・治療		患者の動き			看護の実際	看護のポイント
		CAG（冠動脈造影）	PCI（経皮的冠動脈形成術）	不整脈検査・治療		
検査・治療	書類	• 検査の同意書	• 治療の同意書	• 治療の同意書 • 鎮静をする場合の同意書 • 行動制限に対する同意書	• 同意書の確認 • 医師からの説明の確認	• 同意書のサイン、印鑑、治療の内容が書かれているか確認
	家族		• 来院	• 来院	• 来院時間の確認	• 家族へのインフォームド・コンセントの確認、待機場所の案内
	検査		• 心電図	• 心電図、経食道エコーなど	• 検査オーダー、実施の確認	• 患者の自立度を確認し必要時、検査案内の援助
	前処置	• 更衣 • 血管確保 • 腎機能の結果を見て前負荷の点滴 • 必要に応じて除毛 • 膀胱留置カテーテル挿入			• 点滴、検査・治療前の注射のオーダー確認 • 血管確保 • 除毛 • 膀胱留置カテーテル挿入 • 服薬確認	• 外来で受けた説明の確認 • 不安・心配なことがないかの声かけ
		心臓カテーテル検査室での看護				
検査・治療後から退院まで	止血安静	• 橈骨動脈穿刺・上腕動脈穿刺の場合、安静度はフリー、止血器具のプロトコールに沿って減圧	• 数時間の安静が必要、穿刺部位によって安静度が変わる	• 鼠径部の穿刺のため数時間はベッド上安静が必要	• バイタルサイン測定 • 止血器具の減圧 • 穿刺部の観察 • DVT予防（弾性ストッキング、フットポンプ）	• 穿刺部位、シースのサイズにより安静度が異なる • 同一体位による苦痛は大きいので安静時間、体位についての助言が必要 • 穿刺部からの出血、腫脹、止血部位より末梢の循環状態、動脈触知、チアノーゼの有無などの観察が重要
	検査		• PCI直後の12誘導心電図、モニター心電図の装着	• 治療後の12誘導心電図、モニター心電図の装着（退院まで）	• 鎮静を行った手技の場合、鎮静回復の確認	• 鎮静が回復するまでは5分ごとに意識レベル、バイタルサインを確認 • 治療後の12誘導心電図は施行後、術者に確認を依頼
	指導	• 服薬指導 • 栄養指導 • 必要に応じて心臓リハビリテーション（運動指導）	• 服薬指導 • 栄養指導 • 心臓リハビリテーション（運動指導）	• 服薬指導 • 栄養指導	• 退院指導 • 心臓リハビリテーションではモニター観察 • 患者の状態観察 • 退院後の生活指導	• 入院時の患者情報、生活習慣、検査結果から退院後の生活習慣の改善点を個別に指導

入院からカテーテルの準備、カテーテル室への申し送りなどの不備がないように、当院ではチェックリストやフローシートを作成し使用しています。

▼心臓カテーテル検査・治療前後の観察記録表の例

当日　翌日　　　　　　　Cardiac FLOW

| 身長／体重
アレルギー
前処置
必ずチェック!! | ID
身長　　　cm
体重　　　kg |

号室　　　　　　　殿　　歳　　年　　月

検査・治療項目	穿刺部位	前処置	済	アレルギー
□CAG　□AOG　□右心　□サンプリング □PCI　□STAND-BY　□IABP □PMI（　PMI　ICD　CRT）□T-P □PTMC　□PTSMA　□IVC フィルター □EPS　□ABL	□BA（右　左） □RA（右　左） □FA（右　左） □内頚V	□入院時採血 □治療前 ECG □KN1 負荷 □ソルコーテフ 200mgiv		□造影剤 □イソジン □アルコール綿 □キシロカイン □

時間	前	帰室　　　　分	後　　時間	後　　時間
	： （バイタルサインが書いてあるか確認すること）	：	：	：
BP	／	／	／	／
KT　　P	℃　　bpm	℃　　bpm	℃　　bpm	℃　　bpm	℃　　bpm
内服	未　　済	未　　済			
とめ太くん（BA）	A触知　＋　±　－	mmHg	mmHg	mmHg	A触知　＋　±　－
TR バンド（RA）	A触知　＋　±　－	cc　out	cc　out	cc　out	A触知　＋　±　－
穿刺部位出血	＋　±　－	＋　±　－	＋　±　－	＋　±　－	＋　±　－
穿刺部痛	＋　±　－	＋　±　－	＋　±　－	＋　±　－	＋　±　－
腫脹	＋　±　－	＋　±　－	＋　±　－	＋　±　－	＋　±　－
チアノーゼ	＋　±　－	＋　±　－	＋　±　－	＋　±　－	＋　±　－
胸痛	＋　±　－	＋　±　－	＋　±　－	＋　±　－	＋　±　－
動悸				＋　±　－	＋　±　－
呼吸苦				＋　±　－	＋　±　－
T　　腹痛				＋　±　－	＋　±　－
F　　足背 A 右				＋　±　－	＋　±　－
I　　足背 A 左	＋　±　－	－	＋　±　－	＋　±　－	＋　±　－
サイン					

（吹き出し）止血デバイスは必ず使用したらチェックする

シースを使って残しているときは部位を含めて、記載する
CAG→4Fr/PCI→RA6Fr は何も書かない
これ以外はシースのサイズを書く（○Fr シース使用）
シースにチェック→シースが残っているときのみ

（吹き出し）ステントの詳しいサイズは書かなくてよい

| 以前の病歴・治療
今回までの経過
などが記載

外来,病棟で記入 | 止血デバイス
□アルジメルト　□アンジオシール
シース
□　　　Fr　右 RA　使用・・など

《結果》

例)⑦POBA 後　XIENCE×2imp
　　　　＋後拡張　…
カテ中 HR↓にて硫アト 1A　使用…
⑧fail…GW クロスせず終了…etc

《VS》
　　HR　　　SR

AO　／
　　　　　　サイン | カテーテル中に起こったことや、検査の結果で決定した指示は、記録に残し、カテーテル係へ伝える
例)
・三枝病変で、入院継続、点滴の指示
（ヘパリン 4mL／h で開始など）
・安静度も確認する

血圧が高いときは減圧時間が延長することがあるため、記載する
使用した薬剤があれば書く |

©湘南鎌倉総合病院

② 心臓カテーテル検査・治療前の看護

循環器科を受診する患者の多くは、心臓に問題を抱えて来院します。検査や治療内容に不安を感じる人は多く、わかりやすく説明することが必要です。

ここでは外来受診から検査が決定するまでの流れと、入院、検査・治療のオリエンテーションについて解説します。

外来受診時

1 | 問診を行う

- 問診では受診の目的を把握することが重要です。自覚症状の有無や家族歴など、受診までの経過から医師がある程度の診断が予測できるような内容を聴取します。
- 造影剤アレルギー（→p.147）が出現した場合、重篤な状態に陥ることがあります。また、消毒薬、局所麻酔薬に含まれるヨードやアルコール、リドカイン塩酸塩（キシロカイン®）でもアレルギー反応を起こす人がいるので、事前の聴取が必須となります。

▼主な問診内容

	問診項目	問診時のポイント
症状	いつから、どのように、どのようなときに症状が出現するのか？	症状が出るのは安静時？労作時？　持続時間は？頻度は？
常用内服薬	毎日継続して内服しているもの	降圧薬や糖尿病薬の有無は特に重要
嗜好品	喫煙歴、飲酒	現在（禁煙した場合は過去）の喫煙状況（本数/日、喫煙年数）、飲酒の量と頻度
既往歴	循環器疾患、高血圧、糖尿病、循環器以外の疾患	高血圧や脂質異常症といわれたことがあるか？過去に罹患した疾患
家族歴	両親や兄弟など、循環器疾患の既往がある血縁者がいるか？	循環器疾患の既往がある血縁者がいる場合、循環器疾患のリスクが高くなる
アレルギーの有無	造影剤、消毒薬、内服薬、食品、麻酔薬	検査・治療時に使用できない薬品がある場合、変更することがある

POINT

患者は疾患への不安をもって受診するので、不安の表出を図ることが重要です。ゆっくり相手の気持ちを引き出すように接します。

2 ┃ 心電図検査を行う

- 労作時の心電図変化の有無をみるために、運動負荷心電図をとります（→p.17）。狭心症の場合、症状がないときには心電図変化がほとんどないため注意が必要です。
- 高齢者で下肢の筋力低下や呼吸困難感がある、弁膜症がある、血圧が高すぎるなどの理由で運動負荷心電図が実施できない場合は、安静時に心電図をとります。

3 ┃ 検査を予約する

- 医師の診察により検査結果と合わせて総合的にカテーテル検査が必要と判断された場合、検査の予約をとります。この時点の結果で緊急性があると判断された場合には、当日緊急入院となる場合もあります（→p.209）。

4 ┃ 入院前スクリーニング検査を実施する

- 検査・治療のための入院が決定したら、胸部X線、採血、心エコー、足関節上腕血圧比（ABI→p.18）、さらに動脈硬化は全身の動脈に起こる危険があるため、頸動脈・腎動脈エコーを行います。

入院・検査前

- 入院が決定した場合、検査前のオリエンテーションを行います。
- 多くの施設ではクリニカルパスを使用し、検査・治療について患者に説明します。

1 ┃ 入院の日時などを確認する

- 入院の日時を説明します。入院日数は検査・治療内容により異なります。
- 医師からの説明を受け、検査・治療の同意書、問診書類に記入し、入院中の内服薬を持参するように説明します。
- 治療の場合、家族の付き添いが必要となるため、治療当日に家族に来院してもらう時間を確認しましょう。
- カテーテル検査や医療は医療費が高額となる場合があるため、医療費限度額やおおよその費用なども説明します（→p.171）。
- 緊急時の連絡先や家族構成なども事前に聞いておきます。

- 心臓カテーテル検査・治療の種類によりオリエンテーションの内容が異なります。医師の指示をカルテ上で確認し、内容に応じたクリニカルパスを用いて患者に説明します。

- どのような検査なのか、何を調べるのか、どれくらい時間がかかるのか、検査・治療の危険性や合併症、検査結果など、患者が不安に感じていることは多くあります。特に、はじめて検査・治療を受ける患者はイメージがつきにくいため、理解度に合わせた説明が必要です。

▼心臓カテーテル入院患者情報用紙の例

カテパス入院患者情報用紙　循環器内科

ID
氏名　　　　　　　　様　　歳　職業

緊急連絡先

	氏名	関係	電話番号	備考
①				
②				
③				
④				

> 緊急時にすぐに連絡がつく人（2人分）を確認しておく。

家族構成

身体情報
身長：
体重：

嗜好品
喫煙歴：　有・無
　　　歳から　歳まで
　　　　　　　　本／日
飲酒：　　　　　無
　　／日　付き合い程度

既往歴・アレルギー・その他
アレルギー：　有・無

20　／　／　サイン：

> 聴取した内容は電子カルテに取り込みます。また、電子カルテが開けないなど、トラブル時にも対応できるよう紙面にも残しておきます。

©湘南鎌倉総合病院

▼心臓カテーテル室で行われる主な検査、治療

- 左心カテーテル検査：CAG（冠動脈造影）→p.31
- 右心カテーテル検査→p.27
- PCI（経皮的冠動脈形成術）→p.49
- 末梢血管形成術（EVT）→p.75
- CAS[*1]（頸動脈ステント留置術）
- PTRA[*2]（腎動脈ステント留置術）
- TAVI（経カテーテル大動脈弁留置術）→p.125
- PTMC（経皮的経静脈的僧帽弁交連裂開術）→p.127
- EPS（電気生理学的検査）→p.44
- カテーテルアブレーション→p.94
- ペースメーカー植込み術→p.105
- ペースメーカーリード抜去→p.120
- ICD（植込み型除細動器）植込み術→p.116
- CRT（心臓再同期療法）→p.116

＊1　CAS：carotid artery stenting
＊2　PTRA：percutaneous transluminal renal angioplasty

※湘南鎌倉総合病院の場合

▼心臓カテーテル検査のクリニカルパスの例（医療者用）

経皮的冠動脈形成術（BA・RA穿刺）スタッフ用　クリニカルパス

平成　　年　　月　　日　ID　　　　　　　患者氏名　　　　　　　　　　　　　　　　指示医師　循環器グループ

適応基準	適応外基準	退院基準
①心筋虚血が証明されている冠動脈有意狭窄がある症例 ②他の合併のためCABGが困難な多枝病変 ③灌流域にバイアビリティがあり、かつ心筋虚血を認める病変部位・形態が適応している慢性完全閉塞症例 ACC/AHAガイドラインより ・検査の内容を知っている	①左記適応の無い軽症例 ②合併症等を懸念して、同意を頂けない症例 ③発熱（37.5℃以上）がみられる症例 ④造影剤によるアレルギーの既往がある症例 （但し、検査を行わないことで致命的となりうる場合は 同意のもと適応とする）	①合併症がなく検査が検査が終了する ②状態（VS等）が安定している

※　減圧・DM中止薬プロトコールに関しては、裏参照とする。

		外来（　/　）	入院日（　/　）	検査前	検査中	検査後	治療翌日	退院日（　/　）
アウトカム	患者状態		・検査を受ける為の身体的準備が整っている ・VSが安定している ・検査を受ける為の精神的準備が整っている		→	・VSが安定している ・穿刺部トラブルがない		→
	知識・教育	・検査の内容を知っている	→	→		・退院後の生活上の注意点が 理解出来る		→
	合併症				・穿刺部の腫脹・出血がない ・穿刺部のシャント形成がない ・造影剤アレルギーがない ・胸部症状の増強・出現がない	→		→
アセスメント		・収縮期血圧110〜160 ・HR<100 ・KT<37.5℃	→	→	→	→		→
タスク	処置	・アナムネ聴取・入力 ・造影剤アレルギー有無の確認	・カルテ準備 ・ブルーシート準備（身長・体重・VS記入） ・同意書確認 ・入院時着物一式受取り ・穿刺部位と反対側に留置針挿入 ・病衣へ着衣（パンツ・靴下は可）	・義歯・装飾品・化粧除去 ※補聴器は可 ブルーシート活用	ブルーシート使用	・点滴終了抜針 ※止血具異常去時に抜去 ・止血具装着 ・とめた（浅子・TRバンド）除去 ブルーシート使用		・ネームバンド除去 ・穿刺部トラブルの有無確認
	検査	・採血・尿MRSA　・ABI ・心・腎エコー　・心電図 ・頸動脈エコー　・胸部レントゲン ※検査は電カルオーダー	・身長・体重測定 ・VS測定 ・喫煙・飲酒歴確認		ブルーシート使用	・術直後に心電図 ・3時間後採血		
	薬剤	・中止薬確認・説明（DM薬等） ・定時薬の内服確認 （バイアスピリン・プラビックス）	疼痛時 （Cre<1.5）：ロルフェナミンン1錠+セルベックス1錠 （Cre>1.5）：カロナール2錠 不眠時…①エバミール1錠　もしくは　②エバミール1錠 不穏時…①アタラックスP（50）筋注 （無効時）5%Gle50ml+セレネース1A ・発熱時（<37.5℃）：クーリング	前負荷指示時→1A点滴 不穏指示時→入室直前に静注 ※点滴指示は電カルオーダー		・点滴負荷（1A計2本）4時間で ※もしくは1本HD患者は無し ・内服再開 ※DM薬特例あり		・退院後内服薬確認 （薬剤師）
	安静度	FREE	院内FREE	→		・術後3時間は安静		
	清潔	FREE	FREE	→		FREE		シャワー浴（検査翌日から）
	排泄	FREE	FREE	→				
	食事		・E1800〜6（糖尿病患者は糖尿病食） ・午前検査→朝食延食 ・午後検査→朝食摂取・昼食延食			・延食摂取		
	指導・教育	・入院オリエンテーション ・入院診療計画書（サインをもらう） ・カテーテル検査オリエンテーション ・中止薬の有無確認・説明	・カテーテル検査・検査までの流れの説明 ・入院診療計画書を渡す ・パンフレットを渡す ・病棟内オリエンテーション	栄養指導（栄養師） 持薬確認（薬剤師）		・パンフレットを使用して指導 ・退院後の生活上の注意	PM心臓リハビリテーション（PT）	・AM心臓リハビリテーション ・医師から検査結果の説明
	電カル入力	・アナムネ入力 ・問診入力 ・患者プロファイル入力	・サイン登録 ・別料区分・個人情報入力 ・看護必要度入力（経過表も） ・転倒評価・褥瘡管理入力 ・栄養管理計画書入力 ・DPC入力（入院時・喫煙歴）					・DPC入力（退院時） ・サイン登録 ・別料区分入力 ・看護必要度入力（経過表も）
	追加指示 備考							バリアンス（有・無）
	サイン	（　　　　　）	ブルーシートへサイン	→	→	→		（　　　　　　）

患者氏名　　　　　　　　説明者

Ⓒ湘南鎌倉総合病院

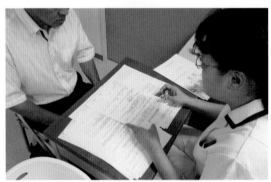

説明のうえ同意を得たら患者本人にサインをしてもらう。
コピーをとり、入院時に1部を患者に渡す。

担当者の
サイン

▼外来での入院・検査説明の様子

説明はプライバシーに配慮した
個室で行います。

▼心臓カテーテル検査のクリニカルパスの例（患者用）

経皮的冠動脈形成術を受ける患者様へ

©湘南鎌倉総合病院

---

3 | 食事や内服制限について確認する

- 検査・治療の直前の食事は制限・中止する場合があることを説明します。
- 腎臓保護のため、検査・治療前に水・お茶は摂取してもよいですが、それ以外のものを摂取した場合、検査中に嘔気を催す危険や、急変やアレルギーの出現した際に嘔吐し、吐物による誤嚥を起こす危険があることも伝えておきましょう。
- 冠血流予備量比（FFR）を測定する場合は、冠動脈拡張剤の副作用として喘息発作に注意が必要となるため、既往歴を確認します。また、カフェインには冠動脈拡張剤のアデノシンとの拮抗作用があるため、検査前24時間はカフェインの摂取は控えてもらうよう説明が必要です。

Memo 冠血流予備量比（FFR）

冠動脈内に狭窄がある場合、血液が阻害される程度を評価する数値です（→p.56）。冠動脈拡張剤（ATP、アデノシン）を点滴しながら、プレッシャーワイヤーを冠動脈に挿入して測定します。

▼カフェインと飲み物

カフェインを多く含む飲み物	カフェインをまったく含まない飲み物
緑茶（特に玉露）、抹茶、ウーロン茶、コーヒー、紅茶、ココア、栄養ドリンク、コーラ　など	麦茶、杜仲茶、黒豆茶、たんぽぽ茶　など

> **4** | 中止が必要な薬剤について確認する

> カルシウム拮抗薬　硝酸薬

• 内服中の薬を確認します。冠攣縮性狭心症の疑いでエルゴノビン（もしくはアセチルコリン）負荷試験を行う場合（→p.41）、カルシウム拮抗薬、硝酸薬を内服していると攣縮が誘発されにくい場合があるので、中止の必要性を説明します。ただし、薬効評価のために内服下でエルゴノビン負荷をかけることもあるため、事前に医師の指示を確認します。

▼エルゴノビン・アセチルコリン負荷試験時に中止する薬剤の例

薬剤名	一般名（代表的な商品名）
カルシウム拮抗薬	アムロジピンベシル酸塩（アムロジン®、ノルバスク®） ベニジピン塩酸塩（コニール®） アゼルニジピン（カルブロック®） シルニジピン（アテレック®） ジルチアゼム塩酸塩（ヘルベッサー®） ニフェジピン（アダラート®）　など
硝酸薬	一硝酸イソソルビド（アイトロール®） 硝酸イソソルビド（ニトロール®、フランドル®テープ） ニトログリセリン（ニトロダーム® TTS®）　など
冠拡張薬	ニコランジル（シグマート®） ジピリダモール（ペルサンチン®）　など
多剤配合薬	アムロジピンベシル酸塩・アトルバスタチンカルシウム水和物（カデュエット®） バルサルタン・アムロジピンベシル酸塩（エックスフォージ®） カンデサルタン シレキセチル・アムロジピンベシル酸塩（ユニシア®） イルベサルタン・アムロジピンベシル酸塩（アイミクス®） テルミサルタン・アムロジピンベシル酸塩（ミカムロ®） オルメサルタン メドキソミル・アゼルニジピン（レザルタス®）　など

糖尿病薬

- 糖尿病の既往歴のある患者がカテーテル検査・治療を受ける場合は、服用中の糖尿病薬を確認します。検査・治療前は食止めとなることがあるため、糖尿病薬を内服していると低血糖になる可能性があります。検査前は内服をしないように、また、インスリンを打っている場合も検査前は打たないように説明します。

- 特にビグアナイド系糖尿病薬は造影剤と相互作用があり、内服すると造影剤の排出が悪くなり、乳酸アシドーシスを起こすことがあります。また、腎機能の低下をきたす危険があるため、検査前後48時間は休薬する必要があります[1]。

▼ビグアナイド系糖尿病薬の例

休薬が必要

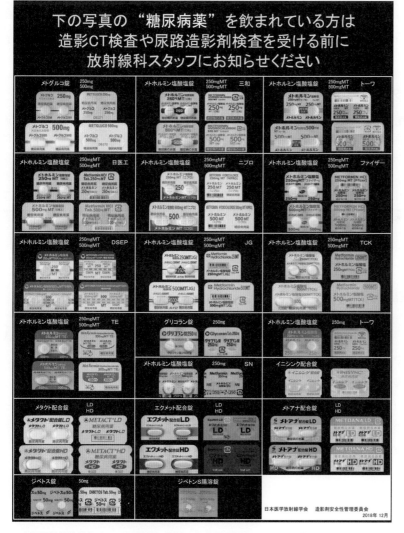

日本医学放射線学会：ヨード造影剤（尿路・血管用）とビグアナイド系糖尿病薬との併用注意について．より転載
http://www.radiology.jp/member_info/safty/20181219.html （2020.08.01.アクセス）

Part 4

看護

❷ 心臓カテーテル検査・治療前の看護

5 | 内服が必要な薬剤を確認する

- PCIの場合、事前に抗血小板薬２種が処方されます（dual antiplatelet therapy：DAPT、抗血小板薬２剤併用療法）。普段からきちんと内服していたか、治療前に内服したかどうかを確認しましょう。

▼抗血小板薬の例　＞ PCI前の内服が必要

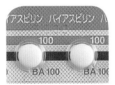 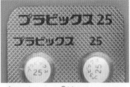 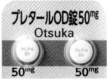 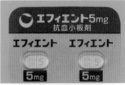

バイアスピリン®錠100mg	プラビックス®錠25mg	プレタール®OD錠50mg	エフィエント®錠5mg
（写真提供：バイエル薬品株式会社）	（写真提供：サノフィ株式会社）	（写真提供：大塚製薬株式会社）	（写真提供：第一三共株式会社）

Check! **DAPT（ダプト）**

DAPTとは抗血小板2剤併用療法のことで、PCIの前後に２種類の抗血小板薬を内服します。ステント治療やステント留置後は、血栓がステントに付着するのを防ぐために抗血小板薬が必要となります。現在はバイアスピリン®とクロピドグレル（プラビックス®）もしくはプラスグレル（エフィエント®）の内服が推奨されています。

以前はステント留置後に半永久的にDAPTが必要とされていましたが、現在は出血リスクを考慮してDAPTの期間を個々に決定するのが推奨されており、短い場合は１～３か月程度で抗血小板薬を単剤に減量する場合があります。

6 | 穿刺部位を確認する

- CAG・PCIの場合、当院では遠位橈骨動脈か橈骨動脈（→p.31）を穿刺しますが、透析のAVシャントがある場合や上腕動脈が閉塞している場合、冠動脈の慢性完全閉塞の治療の場合には、大腿動脈穿刺となる場合があります。
- 冠動脈バイパス術（CABG→p.39）後の場合、バイパスをどの血管につないでいるのかによって穿刺部位が異なるので（左内胸動脈→左穿刺、右内胸動脈→右穿刺）、つないでいるバイパスの部位と穿刺部位を確認しておきます。
- カテーテルアブレーション（→p.94）、頸動脈ステント留置術（CAS）の場合は鼠径部穿刺となります。

7 | 動脈触知を確認する

- 動脈が閉塞していると穿刺ができないため、指示された穿刺部位の動脈が触知可能か、事前に確認します。
- 触知が弱い場合は、穿刺部位が変更になる場合があるため、必ず静脈ライン挿入の前に確認します。
- シースのサイズと穿刺部位によって止血時間や安静時間が変わることについて説明が必要です。

▼穿刺部の動脈触知

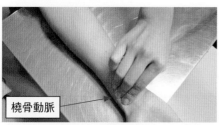 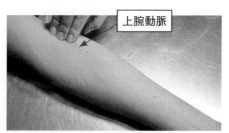

上腕動脈

橈骨動脈

触知が弱い場合は穿刺部位が変更になる場合があるため、医師に確認する（大腿動脈はp.180参照）。

8 | アレルギーの有無を確認する

- 喘息の既往や造影剤のアレルギーがある、もしくは疑いがある場合、検査の前日就寝前と検査当日の朝に抗アレルギー薬（ステロイド剤など）を内服するため、薬の処方の有無を確認し、必ず内服するよう説明します。
- 当日、カテーテル前にステロイド剤を点滴することもあります。

┌─ **Column!** ─────────────────

心臓カテーテルの医療費

　退院の会計時に治療費を伝えると、高額なことに驚く患者が多くいます。なかには高額な医療費の支払いを気にして、検査や治療を受けることを躊躇する人もいるでしょう。

　使用するデバイス類の値段は決まっているため、事前におおよその医療費の金額を伝えることは可能です。心臓カテーテル検査のみの場合は自己負担3割の患者で約5〜6万円ですが、FFR（→p.56）を行った場合はさらに費用の負担が発生しますので、説明が必要です。

　心臓カテーテル治療の場合は、使用するデバイスの種類や数によって金額が変わります。ステントが1個30万円くらい、PCI用ガイドワイヤー、バルーンが1本約5万円で、自己負担3割の患者の場合の合計は30〜50万円ほどになります。

　入院前に必要な情報を提供することで、患者・家族が安心して心臓カテーテル検査・治療が受けられるようなサポートが重要です。

Part
4

看　護

❷ 心臓カテーテル検査・治療前の看護

入院・検査当日

❶入院時の確認

・同意書、問診票の確認、持参薬を確認します。

❷検査・治療前処置の実施

・検査室入室前に前処置を行います。当院では、処置の抜けがないかをチェックリストを用いて確認しています。

---

1 ｜ 検査前のバイタルサイン、症状を確認する

・血圧測定は左右差がないかを確認するため、両上肢で測定します。

---

2 ｜ 輸液を実施する

・腎機能低下のある患者（当院ではeGFR 50以下）には、造影剤腎症予防のため、前処置として医師の指示で前日からの輸液を実施することがあります。
・低心機能の場合には、輸液速度を制限するなど、輸液の速度指示を守ります。

---

3 ｜ 末梢ラインを確保する

・穿刺部位より上方であれば、同側でも、逆側でも問題ありません。
・シャントがある場合や、乳がん手術後の場合は、反対側に確保します。

---

4 ｜ リストバンドを装着する

・入院時アセスメントの結果で転倒リスクがある場合、穿刺部位と逆の手にリストバンドを装着します。

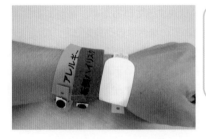

当院では転倒リスクとアレルギーがある患者さんは、色の異なるリストバンドを装着しています。

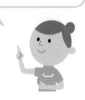

5 | 心電図モニターの装着とモニタリングを行う

- 不整脈治療で入院した場合、入院時から心電図モニターを装着します。
- ペースメーカー植込み術（→p.105）の場合、術野の付近は清潔に保つことが大切です。モニター電極の粘着部分の拭き残しに注意します。

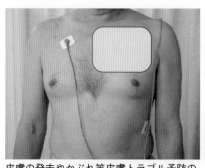

皮膚の発赤やかぶれ等皮膚トラブル予防のため、植込み部位周囲（▱部）にモニター電極を貼ることは禁忌である。

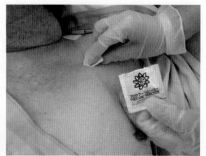

誤って植込み部位に貼ってしまった場合にはこすったりせずに、石けんやリムーバーなどを使用し、肌を傷つけないようにやさしくはがす。

6 | 抗菌薬を投与する

- ペースメーカー植込み術の場合、治療前後に抗菌薬の点滴が必要となります。
- オーダーを確認し、確実に実施します。

7 | 採血を行う

- 感染症データの有効期間は3か月間であり、3か月を超えている場合は医師に採血の指示を出してもらいます。スタッフ全員の感染予防のために必須です。
- 事前採血が実施できていない場合は、検査前採血の有無を確認します。

8 | 治療前に心電図をとる

- PCI（→p.49）やカテーテルアブレーション（→p.94）、ペースメーカー植込み術を行う場合は、治療前後での心電図の変化を確認するため、治療前に心電図をとります。

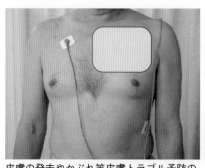Part 4

看 護

❷ 心臓カテーテル検査・治療前の看護

9 | 前投薬を投与する

- 造影剤アレルギーがある場合は、前投薬を投与します。

10 | 必要時、除毛、膀胱留置カテーテル挿入を行い、前張りを貼付する

- 大腿動脈穿刺の場合、鼠径部および必要時には大腿部の除毛を行います。
- 当院では入院後にサージカルクリッパーを使用し、看護師の確認下で実施しています。入院前に自宅で除毛をしてもらうことも可能ですが、患者自身で行うとカミソリなどで皮膚を傷つけてしまうことがあります。特に抗血小板薬を内服している場合には出血が止まらなくなる危険があります。

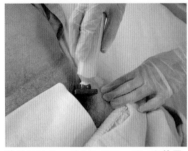

除毛にはサージカルクリッパーを使用。皮膚を傷つけずに除毛が行える。

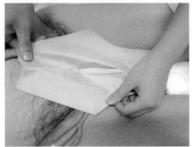

排尿をすませ、膀胱留置カテーテル挿入またはピストール装着時には前張りを貼付する。

検査直前

❶病棟看護師による最終確認

- カテーテル室入室前に再度チェックリストに沿って確認を行います。

▼カテーテル室入室前の確認事項

- 前投薬の投与
- 治療前検査終了の有無
- リストバンドと名前・生年月日
- 検査・治療の同意書・サインの確認
- 除去物の確認：義歯、指輪、眼鏡、肌着、女性は化粧・マニキュア
- 家族の来院
- ライン確保と点滴接続

▼入室時チェックリスト

治療患者用				サイン
患者氏名	（		）	
連絡先		☑		
身長		☑		
体重		☑		
ムンテラ	本人	未	済	
	家族	未	済	
同意書	本人	未	済	
	家族	未	済	
家族来院	予定時間	（ 8 ）時頃		
	到着時間	（ 9 ）時		
ルート確保				
剃毛	不要	未	済	
FOLLY	不要	未	済	
前貼り準備		☑		
入院時採血	不要	未	済	
治療前心電図	不要	未	済	
（オーダー確認）				
3H後採血	オーダー済	未	オーダー依頼済	
帰室時心電図	オーダー済	未	オーダー依頼済	
抗アレルギー薬	オーダー済	未	オーダー依頼済	
食事入力		□		
最終確認者 サイン（ 湘南 花子 ）				

©湘南鎌倉総合病院

実施したスタッフおよび最終確認者がサインをし、すべての項目のチェックが終わった時点でカテーテル室へ連絡します。
当院では、事故防止のため入院前の処置でもれがないか、カテーテル室入室前にタイムアウト（→p.178）を実施しています。

❷カテーテル室看護師による最終確認

- カテーテル室看護師は、検査前に患者の状態、検査結果の情報をとり、注意すべき点を確認しておきます。
- 心臓CTが実施されている場合、狭窄の部位や程度のデータは、検査時の参考となります。
- 過去に検査・治療を実施している場合、今回の検査結果と比べるため、過去の結果を調べておきましょう。
- ABI（→p.18）、頸・腎動脈エコー（→p.19）で狭窄の疑いがある場合は、下肢・頸部・腎動脈造影を施行することがあります。

▼カテーテル検査前の情報収集のポイント

採血	腎・肝機能、貧血の有無、炎症反応、感染症の有無
胸部X線	肺炎像の有無、胸水の有無、うっ血の有無
心エコー	壁運動低下の有無、弁膜症の有無、心機能
頸・腎動脈エコー	狭窄の有無
ABI/PWV*	ABI低下の有無、動脈硬化の程度
心電図	ST変化、Q波、不整脈の有無

当院ではカテーテル検査・治療を予定されている患者さんの情報収集を前日に行います。上記の必要な情報を前もって書き出しておくことで、情報収集に要する時間の短縮化、患者入室までの時間のスピードアップを図っています。

＊PWV：脈波伝播速度（pulse wave velocity）

③ 心臓カテーテル検査・治療中の看護

ここでは、心臓カテーテル室入室までの準備から患者入室、検査・治療中の看護と観察ポイント、検査・治療終了後から患者退室までの一連の流れを段階的に説明していきます。

入室前

1 | 入室準備を行う

- 情報収集用紙（検査伝票、現病歴）と電子カルテ上で、心エコー図、頸動脈エコー図、腎動脈エコー図、ABI結果を確認しておきます。
- 安全に検査・治療を行ううえで、患者が以前に治療した冠動脈の部位や残存している狭窄部位、造影剤アレルギーの有無、既往歴などを把握することが必須です。急変時に迅速な対応をするためにも必要な情報です。

2 | 必要物品を準備する

- 患者の入室前にカテーテルセットを準備しておきます。検査や治療に必要な物品（シリンジや薬剤など）をあらかじめ準備しておくことで、安全かつスムーズに検査・治療を行うことができます。

当院で使用しているカテーテルセットの中身は最小限で、検査・治療内容に合わせて必要物品を追加していきます。

▼心臓カテーテル検査時の必要物品（冠動脈造影の場合）

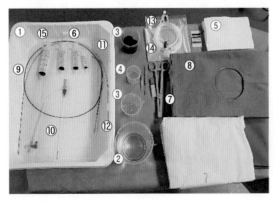

①トレイ（生理食塩水＋ヘパリン）
②カップ大1（生理食塩水＋ヘパリン）
③カップ中2（血管拡張薬［硫酸イソソルビド］、消毒薬綿球）
④カップ小1（抗凝固薬［ヘパリン］）　⑤ガーゼ
⑥シリンジ3本（10mL×2本、20mL×1本）
⑦布鉗子　⑧覆布　⑨ガイドワイヤー
⑩シース　⑪診断用カテーテル
⑫バルーン／ステント拡張器
⑬治療用チューブ　⑭三方活栓　⑮30mLシリンジ

※色文字はカテーテルセット

入室時

1 | 患者を誘導する

- 看護師は患者を検査室に誘導し、検査台に上がってもらいます。
- カテーテル台（検査台）は高さがあるため、多くの場合は数段のステップを上がる必要があります。足台には手すりがないため両サイドにスタッフを配置し、先に靴を脱いでからステップを上がってもらうなど、転倒・転落の予防が必要です。

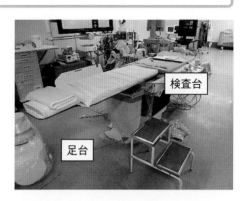

検査台

足台

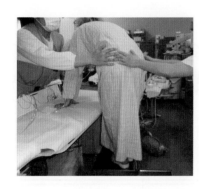

POINT

高齢の患者はステップを上がる際にバランスを崩しやすいため、注意します。靴を脱ぐとき、はくときにもバランスを崩しやすいため、靴ベラを使用してもらいます。

当院では看護師と臨床工学技士で検査台を挟むように立ち、検査台からの転落に注意しながら介助していきます。

❸ 心臓カテーテル検査・治療中の看護

Check! **ストレッチャー、スライダーの活用**

　ステップを上がることが困難な患者の場合は、ストレッチャーで移動させます。検査台への移動の際は、スライダーを使用し、スタッフ・患者にも負担がかからないようにしています。

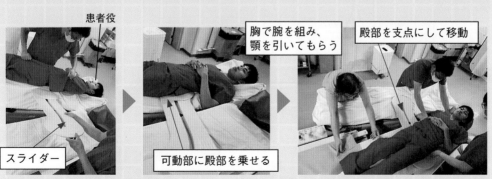

患者役

胸で腕を組み、顎を引いてもらう

殿部を支点にして移動

スライダー

可動部に殿部を乗せる

患者の殿部を支点にして移動することで、少ない人数で負荷の少ない移動が可能になります。

2 ｜ モニターを装着する

- 入室後検査や治療中の全身状態観察のため、心電図モニター電極、血中酸素飽和度測定器モニターのプローブを患者に装着します。

3 ｜ タイムアウトを行う

- 手技を行う前にタイムアウトを行います。

Check! タイムアウト

　日本医療機能評価機構によると、タイムアウトとは「①執刀前に、②チーム全員で、③いったん手を止めて、④チェックリストに沿って、⑤患者・部位・手技等を確認すること」を意味します。

　患者誤認による医療事故を予防するため、侵襲的なケア（カテーテル検査や手術、中心静脈カテーテルや動脈ラインの挿入等）を行う際にタイムアウトを行う病院が増えています。

▼心臓カテーテル検査前の患者確認

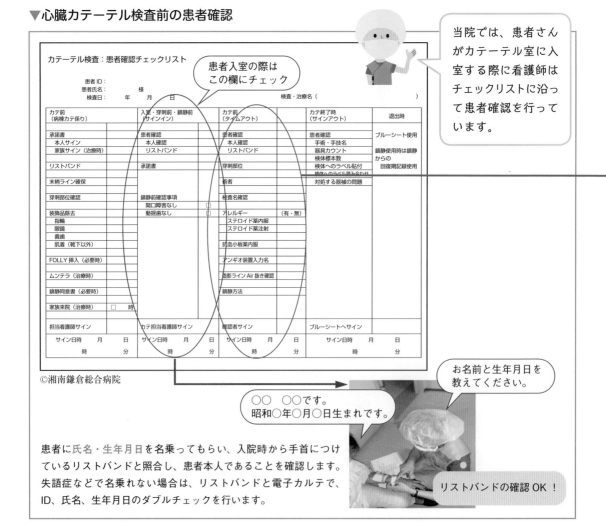

当院では、患者さんがカテーテル室に入室する際に看護師はチェックリストに沿って患者確認を行っています。

患者入室の際はこの欄にチェック

お名前と生年月日を教えてください。

○○　○○です。
昭和○年○月○日生まれです。

リストバンドの確認 OK！

患者に氏名・生年月日を名乗ってもらい、入院時から手首につけているリストバンドと照合し、患者本人であることを確認します。失語症などで名乗れない場合は、リストバンドと電子カルテで、ID、氏名、生年月日のダブルチェックを行います。

▼タイムアウトの流れ（湘南鎌倉総合病院の場合）

 看護師 タイムアウトを行います。

医師 （患者に）確認のためにお名前と生年月日をおっしゃってください。

患者 ○○○○です。昭和○○年○月○日生まれです。

臨床工学技士 リストバンド、間違いありません。

看護師 穿刺部位。

医師 右上腕動脈です。

看護師 はい。術者。

医師 ○○です。

看護師 はい。検査名。

医師 経皮的冠動脈造影検査です。

看護師 造影剤アレルギーがあるので検査前にソル・コーテフ®を 200mg 静注しています。抗血小板薬はバイアスピリン®、プラビックス®を内服しています。アンギオ装置名前の入力は間違いありませんか。

診療放射線技士 ○○○○さん、間違いありません。

看護師 造影剤注入器のラインのエア抜きは大丈夫ですか。

医師 エア抜き完了しています。

看護師 それではよろしくお願いします。

医師 **看護師** **臨床工学技士** **診療放射線技師** よろしくお願いします。

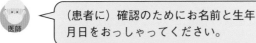

医師　　　　　　　**臨床工学技士**

診療放射線技師　　　　**看護師**

担当する医師が穿刺部位の消毒や造影剤注入器のセッティングを行った後、担当スタッフ全員（医師・看護師・診療放射線技師・臨床工学技士）で完全に手を止めてタイムアウトを行います。

検査・治療中

- カテーテル検査・治療の流れは、おおよそ入室→消毒→局所麻酔→穿刺・シース留置→カテーテル挿入→造影・病変部の確認→シース抜去→止血→退室となります。
- 検査・治療中はバイタルサイン、心電図波形や自覚症状の有無についての観察が必要です。

▼**心臓カテーテル室看護師が行うこと**

①合併症の出現や急変時にすみやかに対処できるよう患者、モニターの観察を行う。
②医師の指示を受け、薬剤・酸素を投与する。
③患者の不安・苦痛を緩和させるよう、必要時に声かけを行う。
④検査・治療中の経過記録の記載。

看護師は遮蔽衝立の所で経過の記録を行っていますが、検査・治療中は患者さんの表情・様子を観察するため、また急変時に薬剤投与や吸引をする可能性があるため、ピンクの矢印を常に移動しています。

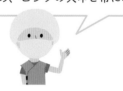

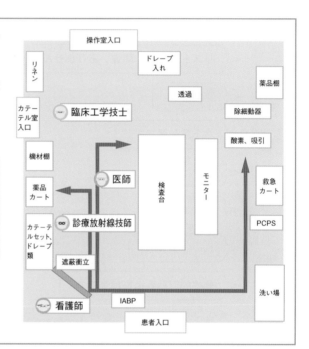

操作室入口
ドレープ入れ
リネン
薬品棚
透過
カテーテル室入口
臨床工学技士
除細動器
酸素、吸引
機材棚
医師
検査台
モニター
救急カート
薬品カート
診療放射線技師
PCPS
カテーテルセット、ドレープ類
遮蔽衝立
洗い場
看護師
IABP
患者入口

検査・治療中の看護・観察ポイント

1 | 脈拍触知を確認する

- 肢位を調整する際、穿刺部位の脈拍が触れるか確認します。脈拍が触れない場合は動脈穿刺が困難になることが予想されるため、医師に報告し、穿刺部の変更について確認します。

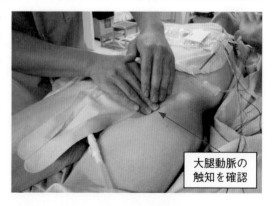

大腿動脈の触知を確認

2 │ 体位を調整する

- 穿刺部位の消毒後はドレープをかけるため、医師は穿刺部位の調整を行うことが困難となります。そのため、消毒前に医師が穿刺しやすいよう肢位を調整しておきます。

▼橈骨動脈穿刺の場合

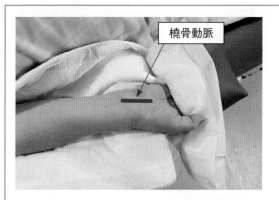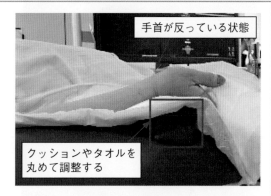

橈骨動脈

手首が反っている状態

クッションやタオルを
丸めて調整する

- 橈骨動脈触知部分を反らし、消毒・穿刺がしやすいようにする。
- 手首の下にクッションや丸めたタオルを入れ、手のひらをバンドで固定すると反らした体制が固定されやすくなる。

▼上腕動脈穿刺の場合

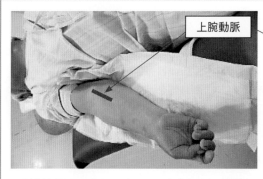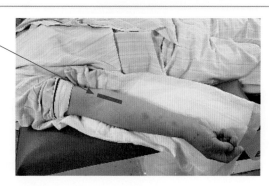

上腕動脈

- 肘部を反らすよう、手のひらを上にして伸展してもらう。
- 肘上あたりにクッションまたは丸めたタオルを入れて、穿刺しやすいようにする。

▼遠位橈骨動脈穿刺の場合

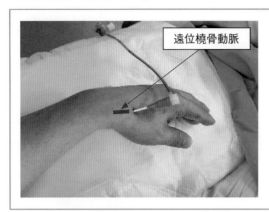

遠位橈骨動脈

- 橈骨動脈の背側主根枝となる部位。
- 第1指と第2指の間、手首寄りに触知できる部分がある。
- 手を縦に置き、第1指が第4指の根元につくようにしてもらうことで、穿刺部が一番触知しやすくなる。
- 不安定な場合は、タオルややわらかいボールなどを握ってもらうと安定感が増す。

▼大腿動脈穿刺の場合

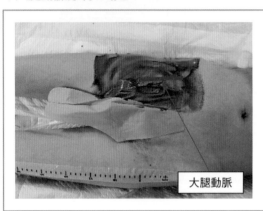

大腿動脈

- 触知部位から内側3横指分を剃毛しておく。
- 前張りは穿刺部位を隠さないように、局部の汚染予防として貼付する。
- 前張りは最後の圧迫固定時に剥離するため、上部のみ貼付する。

POINT

特に高齢者は、腰痛や円背、下肢の関節異常などから、長時間の仰臥位が苦痛な場合があります。医師と相談しながら、穿刺部以外を動かしたり腰にタオルを挟んだりしながら体位を調整していく必要があります。

Check!　カテーテルアブレーションの際の体動制限

　カテーテルアブレーション（→p.94）に用いられるカテーテルは、心筋焼灼時には約50〜60℃の熱を発し、その熱による痛みや熱さが伴います。

　当院ではカテーテルアブレーションを予定されている患者には鎮痛・鎮静の薬剤がルーチンで処方され、カテーテル室入室後に鎮静を行い、無意識下で治療が行われます。

　鎮静薬使用による呼吸抑制を起こしてしまう可能性があるため、アブレーション全例でカプノメーターを装着し、$EtCO_2$（呼気終末二酸化炭素分圧）で示されるカプノグラムと呼吸回数、SpO_2値を確認し、鎮静中も換気ができているかを確認しています。鎮静下での治療は、バイタルサイン・客観的観察がさらに重要となるため、当院では鎮静薬使用時に、5分おきのバイタルサインの確認を行っています。

3 | 羞恥心・寒さに配慮する

• 鼠径部を穿刺する場合は、下着をすべて除去し前張りのみとなります。穿刺部消毒後にドレープをかけますが、患者は恥ずかしさと寒さにより強い苦痛を受けます。不必要な露出は避け、バスタオルで肌を隠すなどの配慮が必要です。

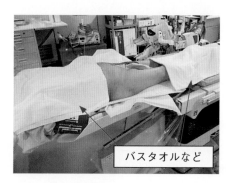

バスタオルなど

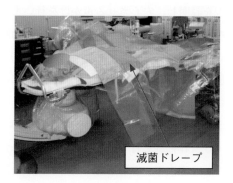

滅菌ドレープ

4 | 体動の制限を守れるよう配慮する

• 穿刺部を消毒し、ドレープがかけられた後、穿刺部周囲は清潔区域となるため、患者は自由に体を動かすことができません。咳やくしゃみ、鼻がかゆいなど、なにか気になることがあれば動かずにまずは口で知らせるように説明します。患者があたりを見回したり、動き出した場合は早めに声をかけましょう。

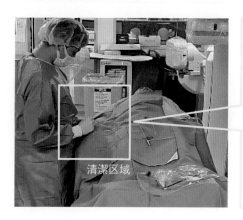

清潔区域

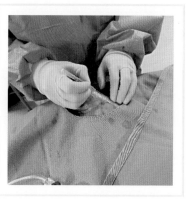

5 | 患者に声かけを行う

- 患者は検査・治療前から退院時まで常に緊張し、不安を感じています。カテーテル室の雰囲気や、局所麻酔・穿刺に伴う痛み、薬剤に対する不快感、検査・治療に対する不安など多種多様です。医師が検査・治療に集中できるように、看護師は患者の表情やモニターから患者の状態を察知し、現在の状況を説明し、安心させる声かけを行います。

- バルーンを膨らませているときやステントを冠動脈に圧着させているときは、冠動脈に一時的な虚血が起こるため、胸部症状が出現しやすくなります。事前に、「狭いところを風船で広げているので、胸が痛くなることがありますが、すぐに治ります」と声かけを行うことで、患者の不安や苦痛は軽減します。

- アブレーションでは、覚醒時に四肢抑制を行います。治療を行う時点で緊張や不安を抱えていることが多く、身体抑制を行うことで不安が増し恐怖へと変わっていくこともあります。入室前に四肢抑制を行う理由や、鎮静を行うまでの流れを説明し、不安や恐怖を軽減できるようにしています。

POINT

声かけのタイミングに決まりはありません。患者のそばを離れないことは、放射線被曝のリスクや手技中の医師が治療に集中できないという点もあります。さらにバルーン、ステントの位置決めの際はわずかな体動がその後の治療すべてに影響する可能性もあるため、声かけを避けたほうがいいでしょう。手技の流れや緊急性を考慮し、声かけを行っていく必要があります。

6 | 合併症への対策を行う（詳細はp.132〜）

- カテーテル検査・治療は合併症のリスクが伴います。合併症を予測して観察を行い、使用する薬剤や対応を知って準備しておくことで、落ち着いて行動することができるようになります。

検査・治療終了から退室まで

1 | シースの抜去、穿刺部位の止血を行う

- カテーテル検査・治療が終わると、多くの場合はシースを抜去し、穿刺部位を止血デバイス（→p.234〜）で圧迫して止血します。

- 治療時間が長くヘパリンを多く使用した場合は、シースを残したままカテーテル室を退室し、病棟でACT（activated slotting time：活性凝固時間）を測定した後にシースを抜去することもあります。
- 大腿動脈穿刺の場合、大腿動脈穿刺部デバイス（アンジオシール™、エクソシール®、パークローズPROGLIDE™→p.236〜237）を用いて止血することもあります。

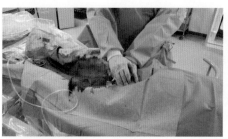
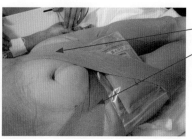

テープは腸骨にかかるようにとめる

大腿動脈穿刺の場合、大腿動脈穿刺部デバイスを使用するか、用手圧迫後、枕子とテープで固定する（圧迫時間は穿刺したシースのサイズによる）。

2 | 病棟看護師への申し送りを行う

- 退室後は病棟看護師に検査・治療内容、使用した薬剤、不整脈の有無、バイタルサインなどの申し送りを行います。
- 大腿動脈穿刺の場合は、カテーテル検査・治療にかかわらず、シースのFr数に応じた安静時間があるため、ストレッチャーで移動します。大腿動脈穿刺以外は、カテーテル検査であれば歩いて、治療であれば車椅子で移動します。

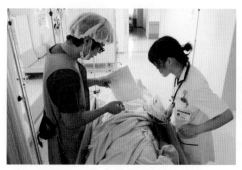
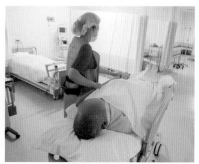

検査・治療前のように自由に動くことができない患者も多く、その場合は無理をせず、車椅子やストレッチャーの使用を促す。

▼帰室時移動の注意事項

- 検査、治療に伴う疲労感
- 止血器具の圧迫による手指の知覚鈍麻、しびれ、疼痛
- 検査、治療中のトラブルの有無（胸部症状、血圧低下、意識レベル低下など）

❸ 心臓カテーテル検査・治療中の看護

心臓カテーテル検査・治療後の看護

心臓カテーテル検査・治療の直後は、止血の管理と合併症の早期発見が重要です。穿刺部位により安静度や治療後の処置が異なるため、違いを理解しながら観察していく必要があります。また、入院期間は短く、検査・治療後から退院までは主に心臓リハビリテーション、患者教育（指導）に時間が費やされ、それぞれの専門職種が介入していきます。患者教育は、他職種が介入することでまんべんなく指導することができるため、多職種連携も重要となってきます。

圧迫止血と安静の確保

- 医師の指示に従い、止血デバイス（→p.234～）を使用して止血を行います。
- 挿入部位やシースのサイズ、ヘパリンの量によって止血方法や安静度が異なるため、看護師の経験の有無にかかわらず対応できるよう、プロトコールや安静度一覧表（→p.192～）があると便利です。
- 検査・治療後の患者や家族にも止血のための安静度について説明し、理解を得ることも重要です。
- 穿刺部位によって異なる長所・短所を理解し、患者介入することが必要です。

▼カテーテルの穿刺部による長所と短所

	長所	短所
橈骨動脈	・術後の安静時間が短い ・出血の有無が容易に確認できる ・減圧操作が容易 ・圧迫後の疼痛が少なく苦痛が少ない	・手首の屈曲ができず、止血中の可動制限がある ・穿刺の刺激により血管攣縮が起こり、穿刺困難な場合がある ・検査後に橈骨動脈が閉塞する場合がある
上腕動脈	・術後の安静時間が短い ・使用する止血デバイスによっては、出血の有無が容易に確認できる	・止血方法により出血リスクが高い ・神経損傷リスクが他のアプローチより高い ・肘の可動制限がある
大腿動脈	・穿刺がしやすい ・シース、カテーテルサイズの制限が少ない	・安静時間が長く、長時間の同一体位による苦痛が生じる ・血管が皮下の深いところを走行している場合は、血腫・内出血などの出血性合併症の頻度が高い

▼止血時のポイント

❶穿刺部に血腫ができた場合は、マーキングをして血腫の広がりがないかを観察する。

❷仮性動脈瘤を確認するには、聴診器で血管雑音を聴取する。触知でもシャントが確認される。

❸過度な痛みやストレスによって迷走神経反射（→p.133）が起こることもあるため、状況に応じて減圧方法や安静について変更して対応していく。

❹止血デバイスを外すときは出血に注意する。すぐに再圧迫できるよう物品を準備し、人手がある場所で外すようにする。

❺使用したシースのサイズ、ヘパリン量、抗血小板薬の内服、血圧が止血に影響することを考えて処置を行う。

❶橈骨動脈穿刺の場合

1 | 止血デバイスによる圧迫止血を行う

- 当院ではTRバンド™（→p.234）を使用しています。

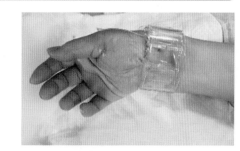

2 | 止血時間のプロトコール（→p.192～）に従い減圧する

- PCI（経皮的冠動脈形成術→p.49）の場合は、胸痛などの自覚症状がないため、安静度についてきちんと説明する必要があります。当日はトイレ歩行が可能で翌日にフリーとなるため、病室までは車椅子で移動となります。

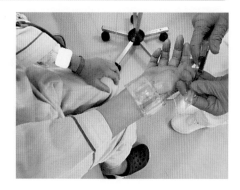

POINT

長時間、高圧の圧迫は血管閉塞の恐れがあるため、穿刺部を確認し出血の有無をみながら減圧していく必要があります。

❷遠位橈骨動脈穿刺の場合

> ### 1 | 止血デバイスによる圧迫止血を行う

- 当院では、ステプティ$_{TM}$P（→p.236）で圧迫止血し、その上からドレッシング材（テガダーム^{TM}）で固定しています。

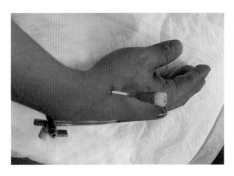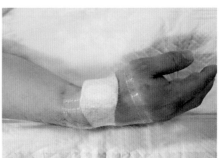

POINT

ステプティ$_{TM}$Pは穿刺部に当たっていること、テガダーム^{TM}はテンションをかけて密着させることが確実な止血を行ううえで重要です。

> ### 2 | カテーテル実施後2時間でテープを除去する

- ステプティ$_{TM}$Pは2時間以上の貼付は推奨されていません。
- 止血確認ができたら、シャント音の有無を確認します。その後穿刺部を消毒し、絆創膏を貼付します。また、血管エコーにて血管損傷の有無を検査します。
- 出血の持続、腫脹がある際は、すみやかに再度、同様の方法で圧迫します。
- 橈骨動脈、上腕動脈穿刺と異なりステプティ$_{TM}$Pの固定では穿刺部の確認ができないため、止血困難時は医師に依頼をして穿刺部を確認してもらうことも大切です。

POINT

カテーテル治療の場合は、DAPT（→p.170）や太いシースの使用により、止血に長時間かかることがあります。止血困難時は医師に報告し、止血方法の変更を相談することもあります。

❸上腕動脈穿刺の場合

1	止血デバイスによる圧迫止血を行う

- 肘部の圧迫は指先のしびれや疼痛を感じることが多いため、座位になっているときはテーブルに腕をのせる、歩行時は点滴棒を把持して歩くなど、末梢のうっ血を軽減させて安楽な姿勢をとってもらうことも重要です。
- 末梢のチアノーゼや強く痛みを訴える場合は、出血する直前まで少しずつ減圧していきます。
- 出血する場合は、出血が止まるまで加圧します。
- 血圧が高いと減圧に時間がかかりやすいため、血圧測定実施時に減圧していきます。

▼圧迫止血時の観察ポイント

- 穿刺部からの出血
- 橈骨動脈の触知の有無
- 末梢の冷感
- チアノーゼ

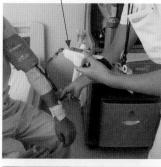

血圧を測定する

止血デバイス

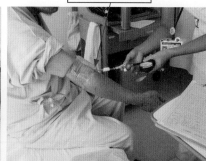

患者への声かけ

肘を曲げないでください

指先の屈曲運動をしてください

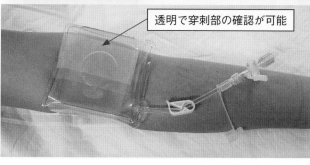

透明で穿刺部の確認が可能

当院では、とめ太くん®（→p.235）を使用しています。本体が透明で穿刺部の確認ができるので、減圧のたびに出血を確認します。

2	止血時間のプロトコール（→p.192～）に従い減圧する

- 減圧後は、必ず橈骨動脈の触知を確認します。触知ができない場合は圧迫が強すぎるため、出血がなく、軽く脈が触れるまで減圧します。

❹大腿動脈穿刺の場合

1 ｜ 用手圧迫あるいは圧迫帯による圧迫後、テープで固定する

- 圧迫止血後は末梢動脈が触知できるかを確認し、軽く触れる程度に圧迫固定します。
- 場合によっては穿刺部を数時間、砂嚢固定することもあります。

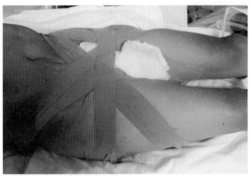

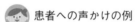 患者への声かけの例

> 上半身を起こして
> 腹圧をかけないで
> ください

> 穿刺部側の足を
> 曲げないでください

両鼠径部穿刺の圧迫固定。テープのずれを防ぐため必ず腸骨にかかるようにテープを貼り、大腿部裏面にまわるように引っ張りながら固定する。

▼大腿動脈穿刺時の用手圧迫法

①	②	③	④
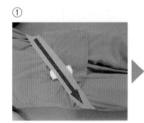	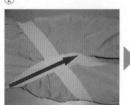	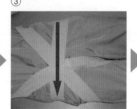	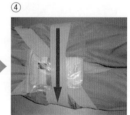
穿刺と反対側の腸骨から大腿外側にテープを巻く。	穿刺側の腸骨から大腿内側にテープを巻く。	穿刺側大腿外側から平行に対側の大腿外側へ。	砂嚢を乗せてテープで固定して完成。

> アンジオシール™（→p.236）などの止血デバイスの開発により、以前に比べてベッド上安静の時間が短くなりました。それでも3〜6時間の安静臥床を強いられる患者さんの苦痛は計り知れません。
> 穿刺部の確認をするときには、腰部、背部への減圧の配慮も重要です。

2 ｜ 皮膚損傷に注意し、テープを剥離する

- 長時間、粘着力の強いテープで固定しているため、剥離時は皮膚損傷に注意します。
- 水やお湯で濡らしながらゆっくり剥離するか、剥離剤（当院では、３Ｍ™ キャビロン™ 皮膚用リムーバー）を使用します。

- 特に男性は大腿の体毛も巻き込んでいるため、体毛の流れに沿って剥離していくと疼痛の軽減につながります。また、大腿動脈・静脈穿刺が決まっている患者に対しては、あらかじめテープを貼付する付近の剃毛を行うことで、疼痛・皮膚損傷の予防になります。
- 当院ではテープ剥離時の皮膚トラブル防止として、カテーテル室への検査出し直前に、３Ｍ™キャビロン™非アルコール性皮膜 スプレーをテープ貼付部に広めに噴霧することで、剥離時の疼痛を軽減し、安全にテープが剥離できるようにしています。
- 剥離後は枕子を除去し、穿刺部の腫脹・出血・シャント音の有無を確認します。

▼皮膚損傷の予防に使用する製品の例

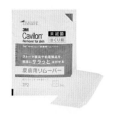
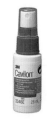

３Ｍ™ キャビロン™ 皮膚用リムーバー　　　３Ｍ™ キャビロン™ 非アルコール性皮膜 スプレー

（写真提供：スリーエム ジャパン株式会社）

3 ｜ 深部静脈血栓症（DVT）の予防を行う

- ベッド上を自由に動けるようになるまで、深部静脈血栓症（deep vein thrombosis：DVT）の予防を行います。
- 患者の状態にあわせて、弾性ストッキングやフットポンプなどを使用します。
- 大腿動脈穿刺の場合は５～６時間後に歩行開始となるため、初回歩行時の観察も重要です。

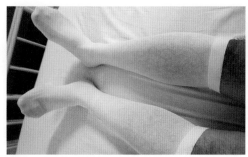

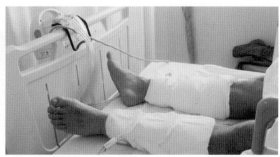

弾性ストッキング　　　　　　　　　フットポンプ

このあと、当院で使用している術式・穿刺部位ごとに注意点をまとめた表を掲載します。術後のケアや安静度について、それぞれのポイントをおさえるために参考にしてください。

▼ 冠動脈造影（CAG）

穿刺部位	上腕動脈（Ba）、橈骨動脈（Ra）、遠位橈骨動脈（PPA／DRA／手背）	大腿動脈（Fa）
静脈路確保リストバンド	穿刺部の反対側 • シャント肢、乳がん術後の場合は反対側 • 手首や正中を避ける	原則、左前腕 • シャント肢、乳がん術後の場合は反対側 • 手首や正中を避ける
膀胱留置カテーテル	原則不要	原則不要　必要に応じて　男性：ピストール*、女性：膀胱留置カテーテル挿入
検査前点滴	当日入院　静脈路確保後、生食１本を200mL/時で投与。終了後は生食ロック 前泊入院　点滴オーダーがあれば、入院日の20時から生食40mL/時で前負荷開始。終了後生食ロック • 右心カテーテルは前負荷なし • 血液透析（HD）患者は点滴不要 **【全患者対象】** 体毛が濃い場合、特に胸毛は心電図モニターやDCパッドが貼れないことがあるため、剃毛が必要。腹部や大腿も止血テープ剥離時に疼痛を伴うため剃毛を推奨	
検査後点滴	生食２本目を連結し、200mL/時で投与。終了後、抜針可能 • 右心カテーテル検査は、生食１本のみ • HD患者は点滴不要	
病衣	上下：下着、靴下以外は脱衣する	長衣：靴下以外は脱衣する
家族待機	原則不要	
帰室時移送	患者の安静度による	ストレッチャー
12誘導心電図	不要	
止血 安静解除 止血完了時 静脈路抜針	とめ太くん®：Ba • 検査直後から出血しない程度に減圧 • 30分〜１時間ごとに訪室し、止血完了後除去 • 出血、腫脹、シャント音の有無を確認し、消毒後、絆創膏貼付 TRバンド™：Ra • とめ太くん®と同様の方法で実施 ステプティ™P：PPA／DRA／手背 • ２時間でステプティ™P除去 ※腫脹・出血等がみられたら、再度同様の方法で圧迫	• 枕子圧迫 カテ後３時間まで • 絶対安静 • 弾性ストッキングor フットポンプ着用 ３時間後 • 砂嚢除去、フットポンプ除去 • ローリング、ベッドアップ30°可能 安静解除 • 時間はシースのサイズによって変わる • 初回歩行し、出血・穿刺部シャント音の有無を確認後、歩行可能 • 枕子除去 ※枕子除去後に腫脹、出血がある場合はすぐに枕子＋粘着包帯で圧迫止血 ※シャント音がある場合は圧迫しドクターコール
心電図モニター	不要	

©湘南鎌倉総合病院　　　　　　　　　　　　　　　　　　＊ピストール：男性用の装着型排尿補助具

▼経皮的冠動脈形成術（PCI）

穿刺部位	上腕動脈（Ba）、橈骨動脈（Ra）、遠位橈骨動脈（PPA／DRA／手背）	大腿動脈（Fa）
静脈路確保 リストバンド	穿刺部の反対側（両側穿刺：左腕） ・シャント肢、乳がん術後の場合は反対側 ・手首や正中を避ける	原則、左前腕 ・シャント肢、乳がん術後の場合は反対側
膀胱留置 カテーテル	原則不要　必要に応じて　男性：ピストール、女性：膀胱留置カテーテル挿入 ・慢性完全閉塞（CTO）等で長時間の治療が予測される場合や頻尿の患者は、要相談 ・Fa穿刺の場合は基本的に5〜6時間程度はトイレに行けないことを事前に説明する	
術前点滴	当日入院　静脈路確保後、生食1本を200mL/時で投与。終了後は生食ロック 前泊入院　点滴オーダーがあれば、入院日の20時から生食40mL/時で前負荷開始。終了後生食ロック ・術直前に生食100mLをつなぐためHD患者は不要 【全患者対象】 体毛が濃い場合、特に胸毛は心電図モニターやDCパッドが貼れないことがあるため、剃毛が必要。腹部や大腿も止血テープ剥離時に疼痛を伴うため剃毛を推奨	
術後点滴	HD患者以外　生食2本目を連結し、200mL/時で投与	
病衣	上下：下着、靴下以外は脱衣する	長衣：靴下以外は脱衣する
家族待機	必要 ・家族が来院困難な場合は、必ず主治医に確認。電話連絡がつくようにしてもらう （ブルーシートにも記載し、情報を共有する）	
帰室時移送	車椅子	ストレッチャー
12誘導心電図	必要	
心電図モニター	カテーテル後必要、翌朝まで重症不整脈出現なければ翌朝オフ	
止血 安静解除	とめ太くん®：Ba ・術直後から出血しない程度に減圧 ・30分〜1時間ごとに訪室し、止血完了後除去 ・出血、腫脹、シャント音を確認し、消毒後、絆創膏貼付 TRバンド™：Ra とめ太くん®と同様の方法で実施する ステプティ™P：PPA／DRA／手背 ・2時間でステプティ™P除去 ※腫脹・出血等がみられたら再度同様の方法で圧迫 ・静脈路は翌朝抜針 ・Fa以外のPCI後当日はトイレ歩行 ・術中のシース採血と翌朝に採血（トロポニンを確認）	・枕子圧迫 術後3時間まで ・絶対安静、弾性ストッキング or フットポンプ着用 3時間後 ・砂嚢除去、フットポンプ除去 ・ローリング、ベッドアップ30°可能 安静解除 ・時間はシースのサイズによって変わる ・初回歩行し、出血・穿刺部シャント音の有無を確認後、歩行可能 ・枕子除去 ※枕子除去後に腫脹、出血がある場合は枕子＋粘着包帯で圧迫止血 ※シャント音がある場合は圧迫しドクターコール

❹ 心臓カテーテル検査・治療後の看護

▼末梢血管形成術（EVT）

穿刺部位	上腕動脈（Ba）、橈骨動脈（Ra）	大腿動脈（Fa）
静脈路確保 リストバンド	穿刺部の反対側 • シャント肢、乳がん術後の場合は反対側	原則、左前腕 • シャント肢、乳がん術後の場合は反対側
膀胱留置 カテーテル	原則不要　必要に応じて　男性：ピストール、女性：膀胱留置カテーテル挿入 • CTO等で長時間の治療が予測される場合や頻尿の患者は、要相談 Fa穿刺の場合は、基本的に5〜6時間程度はトイレに行けないことを事前に説明する	
術前点滴	当日入院　静脈路確保後、生食1本を200mL/時で投与。終了後は生食ロック 前泊入院　点滴オーダーがあれば、入院日の20時から生食40mL/時で前負荷開始。終了後生食ロック • カテ直前に生食100mLをつなぐため、HD患者は不要 【全患者対象】 体毛が濃い場合、特に胸毛は心電図モニターやDCパッドが貼れないことがあるため、剃毛が必要。腹部や大腿も止血テープ剥離時に疼痛を伴うため剃毛を推奨	
術後点滴	HD患者以外　生食2本目を連結し、200mL/時で投与	
病衣	上下：下着、靴下以外は脱衣する	長衣：靴下以外は脱衣する、剃毛し、前張りを貼付
家族待機	必要 • 家族が来院困難な場合は、必ず主治医に確認。電話連絡がつくようにしてもらう （ブルーシートにも記載し、情報を共有する）	
帰室時移送	車椅子	ストレッチャー
12誘導心電図	不要	
心電図モニター	不要	
止血 安静解除 止血デバイスは翌朝まで使用する場合もあるため、医師の指示を確認する	とめ太くん®：Ba • 術直後から出血しない程度に減圧 • 30分〜1時間ごとに訪室し、止血完了後除去 • 出血、腫脹、シャント音の有無確認し、消毒後、絆創膏貼付 TRバンド™：Ra • とめ太くん®と同様の方法で実施 ステプティ™P：PPA／DRA／手背 • 2時間でステプティ™P除去 • 腫脹・出血等：再度同様の方法で圧迫	• 枕子圧迫 術後3時間まで • 絶対安静 • 弾性ストッキング or フットポンプ着用 3時間後 • 砂嚢除去、フットポンプ除去 • ローリング、ベッドアップ30°可能 安静解除 • 時間はシースのサイズによって変わる • 初回歩行し、出血・穿刺部シャント音の有無を確認後、歩行可能 • 枕子除去 ※枕子除去後に腫脹、出血がある場合は枕子＋粘着包帯で圧迫止血 ※シャント音がある場合は圧迫しドクターコール

POINT

EVTはほぼ全例でソセゴン®15mg（必要時プロポフォール100mLも）のオーダーがあります。

©湘南鎌倉総合病院

▼カテーテルアブレーション

穿刺部位	大腿動脈（Fa）、大腿静脈（FV）、内頸静脈（JV）
静脈路確保 リストバンド	原則、左前腕 • シャント肢、乳がん術後の場合は反対側 • 手首は避ける
膀胱留置 カテーテル	必要（クライオバルーンアブレーション→p.104：女性は基本不要） 男性：ピストール（カテーテル室で装着）、女性：膀胱留置カテーテル挿入
術前点滴	全例前負荷不要（直前に生食1本目をつなぐ）
術後点滴	生食2本目を連結し、200mL/時で投与
病衣	長衣：靴下以外は脱衣する、両鼠径部を剃毛し、前張りを貼付
家族待機	必要 • 家族が来院困難な場合は、必ず主治医に確認。電話連絡がつくようにしてもらう
帰室時移送	ストレッチャー
12誘導心電図	必要
心電図モニター	必要 • 退院まで装着
止血 安静解除	• 枕子圧迫 カテ後3時間まで • 絶対安静 • 弾性ストッキング or フットポンプ着用 3時間後 • 砂嚢除去、フットポンプ除去 • ローリング、ベッドアップ30°可能 4時間後 • 初回歩行し、出血・穿刺部シャント音の有無を確認後、歩行可能 • トイレ歩行まで可能であれば、尿管抜去・ピストール除去 翌日 • 枕子除去 • 基本的に翌日に医師が抜糸する ※枕子除去後に腫脹、出血がある場合はすぐに枕子＋粘着包帯で圧迫止血 ※シャント音がある場合は圧迫しドクターコール

POINT

カテーテルアブレーションは必ず、ソセゴン®15mg、アタラックス®-P25mg、プロポフォール100mL のオーダーがあります。

▼ペースメーカー植込み術、心臓再同期療法（CRT）の新規植込み、ジェネレーター交換

	ペースメーカー植込み術・CRT(新規植込み)	ジェネレーター交換
穿刺部位	左右どちらかの鎖骨下静脈	
静脈路確保 リストバンド	原則植込み側に留置 • シャント肢、乳がん術後の場合は反対側 • 手首を避ける（身体抑制を行うため）	
膀胱留置 カテーテル	必要に応じて　男性：ピストール 必要に応じて　女性：膀胱留置カテーテル挿入	必要に応じて　男性：ピストール 必要に応じて　女性：膀胱留置カテーテル挿入
術前点滴	前負荷なし （カテ室から抗菌薬投与開始の連絡が来たら、セファゾリンナトリウム１g+ 生食100mLを30分で投与開始） 【全患者対象】 体毛が濃い場合、特に胸毛は心電図モニターやDCパッドが貼れないことがあるため、剃毛が必要。腹部や大腿も止血テープ剥離時に疼痛を伴うため剃毛を推奨	
術後点滴	不要	
病衣	上下：下着、靴下以外は脱衣する	
家族待機	必要 • 家族が来院困難な場合は、必ず主治医に確認。電話連絡がつくようにしてもらう （ブルーシートにも記載し、情報を共有する）	
帰室時移送	ストレッチャー • 帰室連絡前にストレッチャーを持参	車椅子
術後12ECG	必要	
心電図モニター	必要 • 基本チェック日まで	必要 • 医師へ確認
止血 安静解除	術当日 • 術後１時間はベッド上安静。その後、トイレ歩行まで可能 術翌日以降 • フリー 術後２日目～ • シャワー浴可能　（ステリストリップ™・ガーゼ固定時は医師に確認） • 挿入肢の挙上は禁止する ※ガーゼ固定は医師が管理するため、出血や腫脹、ガーゼやその他テープがはがれたらドクターコール	

©湘南鎌倉総合病院

POINT

植込み部位は必ずリムーバーで汚染を除去し、モニターシールを貼らないようにします。
電池交換時には必ずペースメーカー手帳を預かりましょう。

食事の管理

- 大腿動脈穿刺の場合は、臥床のまま食事をすることになります。また上腕、橈骨動脈穿刺の場合でも利き手が使えない場合があるため、食事のメニューはおにぎりやパン、副食はフォークで刺して食べられるようなものを管理栄養士と相談して準備します。
- 高浸透圧の造影剤を使用すると、造影剤排泄時に体内から多くの水分が尿として排泄され、脱水傾向になります。そのため点滴を行いますが、経口による水分補給も重要です。
- 大腿動脈穿刺の場合はベッド上安静を強いられるため、水分補給がしにくい状態にあります。あらかじめストローや吸い飲みを準備してもらうとよいでしょう。

▼カテーテル食の例

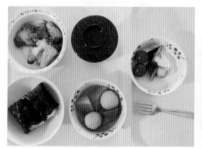

おにぎりのカテーテル食

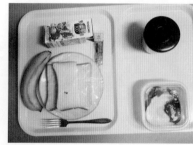

パンのカテーテル食

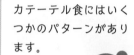

カテーテル食にはいくつかのパターンがあります。

輸液の管理

- 検査・治療後は、造影剤の排泄を促すために点滴を行います。
- 排尿を確認しながら、輸液速度に注意していきます。腎機能が低下している患者は、心機能も低下している場合が多いため、輸液を短時間で投与すると心不全を引き起こす原因となります。心不全症状の有無も確認しながら、呼吸状態も同時に観察していきます。

異常の早期発見と合併症の予防

- 合併症（→p.132〜）の予防と早期発見に努めて観察を行い、発症時は早期に対応できるよう備えておきます。

心臓リハビリテーション

- 心臓リハビリテーションは、運動療法だけでなく、教育、カウンセリングを含む包括的リハビリテーションが普及しています。薬物療法、食事療法、禁煙指導、生活指導などライフスタイル変容のためのリハビリテーションです。
- 心臓リハビリテーションの時期は急性期、回復期、維持期に区分されます。目標に向けて多職種がかかわります。カテーテル検査・治療後の心臓リハビリテーションは、退院指導を含めた維持期のリハビリテーションであり、この時期の目標は再発予防と健康維持です。

▼運動療法の場面

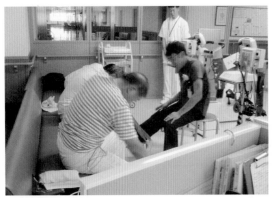

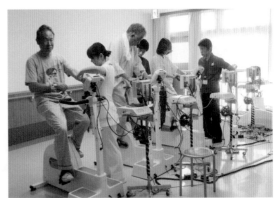

患者の病態や検査結果、心臓リハビリテーションの時期に応じて目標を設定し、医師が運動処方を行う。

主に理学療法士と看護師がかかわり運動療法を進めていく。

※患者の許可を得て掲載

▼運動療法実施時の注意点

- PCI後の心臓リハビリテーションは、亜急性血栓性閉塞（subacute thrombosis：SAT）、不整脈、心不全の合併症を発症しやすい時期である。運動中の安全と異常の早期発見に努める
- 運動中の心電図変化、バイタルサイン、患者の表情、症状の訴えに注意する
- 運動前後の検脈指導も行う
- 異常時に対応できるよう、救急カートや除細動器を準備しておく

患者教育と退院支援

- 心臓カテーテル後は、苦痛の緩和と再発予防のための患者教育が重要です。入院期間は短いですが、看護師をはじめ多職種の連携が非常に有効であり、役割分担と情報共有がきちんとできていれば、チーム医療の最大の効力を発揮できます。
- 当院では、心筋梗塞患者に対して退院パンフレットを用いた指導を行っています。これは心筋梗塞患者以外に、予定のPCI患者への指導にも利用できます。

▼心臓カテーテル後の患者教育

運動指導	・継続的な運動の必要性を理解してもらう。 ・患者の環境、生活習慣から運動の種類、運動量をアドバイスする。 ・主に理学療法士が行う。
食事指導	・医師からの栄養指導のオーダーをもとに管理栄養士が行う。 ・動脈硬化の危険因子には①高血圧、②糖尿病、③脂質異常症、④肥満、⑤喫煙、⑥ストレス、⑦加齢、⑧冠動脈疾患の家族歴などがあり、そのうちの半分が食習慣で改善できる。患者の嗜好を聞きながら食習慣の指導を行う。
服薬指導	・虚血性心疾患の患者は動脈硬化の危険因子を複数抱えている場合が多く、多種類の薬を服用している患者も少なくない。また、ステントを留置した患者は抗血小板薬の服用が必須である（→p.170）。薬の重要性を理解してもらい、休薬をすることがないように指導する。 ・専任の薬剤師がいる場合は病棟薬剤師が行う。
日常生活指導	・日常生活の指導は、看護師の重要な役割である。指導をするうえで重要な情報は、患者の環境、家族情報、生活習慣を知ることである。患者の年齢、理解度を考慮してキーパーソンを交えた指導を行うことが望ましい。 ・内容は、疾患の理解、発作時の対応、受診のタイミング、ストレスへの対処などが中心になるが、他職種が行った指導の理解の確認も重要である。繰り返し確認することで患者も行動変容の必要性が理解できる。

⑤ 心臓カテーテル室での工夫と注意点

心臓カテーテル室は検査や治療を行う場であり、患者にとっては苦痛や危険を伴う場でもあります。看護師は手技が行いやすく、患者が安全で安楽な検査・治療が受けられるよう工夫することが大切です。

患者の安全確保への工夫

1	転落を防止しながら患者を誘導する

- カテーテル台（検査台）に誘導する際には、転落防止のため、1つの動作ごとに手で場所を示して声をかけながら患者を誘導することが大切です。

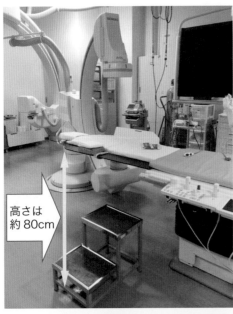

高さは
約80cm

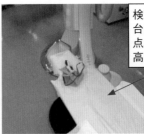

検査台に上がるために足台に乗ったときの患者視点。思った以上に狭くて高い印象を受ける

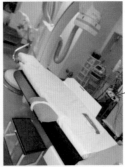

手台は両サイドの台に乗せているだけなので、中央部分に体重をかけると滑り落ちてしまう

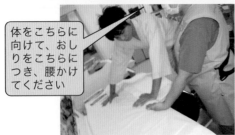

体をこちらに向けて、おしりをこちらにつき、腰かけてください

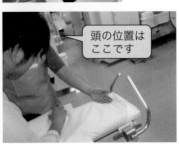

頭の位置はここです

実際に腰をおろす場所や、頭の位置を手で示すとわかりやすい。

※患者役はモデル

• 安静を保つことが困難な患者や、鎮静を必要とする治療（カテーテルアブレーションなど →p.182）では不意な体動による危険を予防するために抑制を行うことがあります。

▼抑制方法の例

上肢

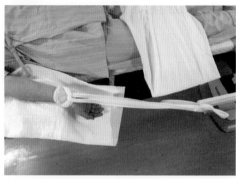

カテーテル台のレールに固定する。

肘と手首

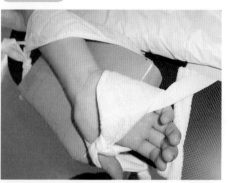

抑制帯の穴を利用して固定する。

足首

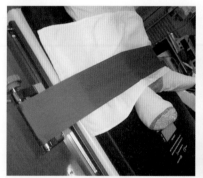

専用固定器具を活用した例。

膝関節

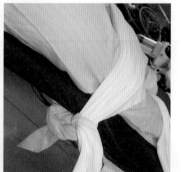

横シーツを活用し、カテーテル台を
巻いて固定する。

▼抑制時のポイント

- 患者に説明がされ、同意が得られているか
- ゆるみがなく、外れがないか
- 関節をしっかりと固定できているか
- きつすぎて、血行障害を起こす恐れはないか
- 皮膚障害を起こす恐れはないか

検査・治療終了時には、抑制器具部位が直接当たっていた部分のほか、カテーテル台に接していた踵部や、背部の観察も十分に行う必要があります。

患者の安楽確保への工夫

1 体位を調整する

- カテーテル検査は約10〜30分、カテーテル治療では約60分、慢性冠動脈完全閉塞（CTO）症例やカテーテルアブレーションでは2〜3時間、同一体位での臥床が必要です。
- 腰椎や頸椎にトラブルを抱えている患者や円背患者にとっては、長時間の臥床は苦痛であると同時に疼痛を感じさせてしまいます。事前の患者身体情報や臥床時の様子からアセスメントし、安楽な体位の調整を行います。
- 体位を調整する際は、患者に身体の位置や苦痛部位を確認しながら実施します。途中でつらくなったら体位の変更が可能であることを伝えておきましょう。

▼右橈骨動脈穿刺の例

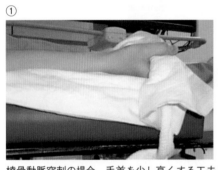 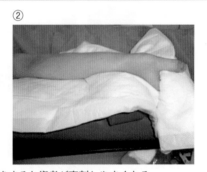

①

②

橈骨動脈穿刺の場合、手首を少し高くする工夫をすると術者が穿刺しやすくなる。
①よりも②の写真のほうが穿刺しやすい角度になっている。

▼左橈骨動脈穿刺の例

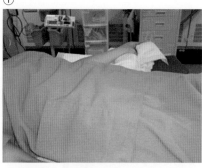

①

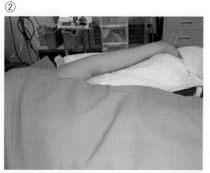

②

同じ位置から穿刺部位を見た写真。①よりも②のほうが穿刺部が見えやすく、また手技を行う際に届きやすい位置になっている。

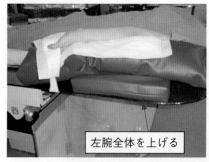

③（②を反対側から見た写真）

左腕全体を上げる

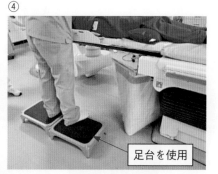

④

足台を使用

③（②）の写真では左腕全体を高くあげて術者から見やすく工夫している。穿刺部に届きやすいということは術者の被曝も少し低減する効果もある。
また術者の身長によっては、④のように足台を使用して手技がしやすい工夫も必要である。

最近増えている遠位橈骨動脈穿刺の場合です。特に左の場合、術者が穿刺しやすく患者さんにも苦痛が少ない体位の工夫が必要です。

▼遠位橈骨動脈穿刺の例

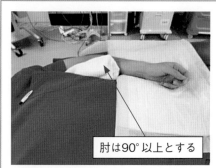

肘は90°以上とする

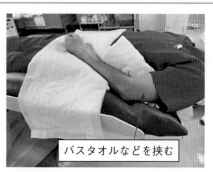

バスタオルなどを挟む

肘は曲げすぎるとカテーテルの進みが悪くなるので、屈曲の角度は90°以上にする。

脇にバスタオルなどを挟むと患者も楽になる。

▼さまざまな体位調整

下肢の調整

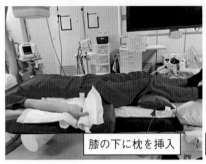

膝の下に枕を挿入

膝の下に枕を挿入すると長時間の同一体位でも腰痛緩和になる。

枕の調整

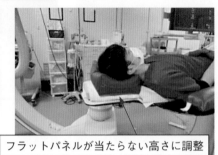

フラットパネルが当たらない高さに調整

枕の高さは撮影のフラットパネルが当たらないように調整する。特に円背の患者には配慮が必要。

気道確保の例

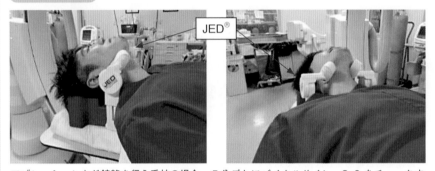

JED®

アブレーションなど鎮静を行う手技の場合、5分ごとにバイタルサイン、SaO_2をチェックする。SaO_2が下がる場合は気道を確保する工夫が必要であり、当院ではJED®（jaw elevation device）を使用している。

※患者役はモデル

▼患者臥床時のチェックポイント

- 頭は浮いていないか
- 穿刺側の手と枕台・検査台に隙間はないか
- 足はまっすぐ伸ばせているか
- 検査台と身体に隙間ができている部分はないか
- 無理に力が入っている部分はないか
- 穿刺部位はしっかりと反った状態になっているか

Check!　点滴棒の位置

　点滴棒はフレーミングの際に邪魔になり、患者の観察や対応、処置の介助と記録など業務が多い中で、フレーミングのたびに点滴棒を動かす作業は大きな負担となります。そこで、当院では画面の横にマグネット付きのフォルダー（輪ゴム掛け）を活用し、点滴を下げるようにしています。500mLの点滴までは下げることが可能です。

　点滴ルートは通常よりも長めの物を使用することで、下肢造影時や左手のアプローチ時にも不便なく活用できます。

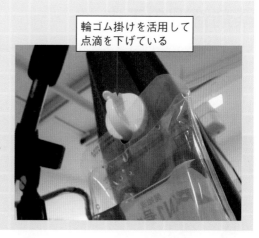

輪ゴム掛けを活用して
点滴を下げている

2 ｜ 寒さの対策を行う

- カテーテル室は多くの機械が収容されており、室温は21〜23℃に管理されています。人が快適に過ごせる室温は24〜27℃であり、病衣1枚で検査や治療を受ける患者にとっては、肌寒く感じます。
- 急変や穿刺部変更のため、肌着の着用は避けているので、靴下は着用するよう声をかけましょう。
- 治療中に発汗した後は寒さを強く感じます。ホットタオルなどを足元や腹部に置くなどの対応が大切です。

　治療に伴う疼痛や緊張、長時間の安静による苦痛をなかなか言えず、がまんしてしまう患者さんも少なくありません。看護師は、患者さんの表情やバイタルサインの変化を観察し、声かけを行うことが大切です。

薬剤管理の工夫

• 薬剤の間違えを防止するための工夫が必要です。術者が2人以上いる場合は、シリンジのサイズによる判別だけではなく、薬剤名を表示し、シリンジ内の薬剤名がわかるように工夫します。

▼清潔トレイ内の薬剤

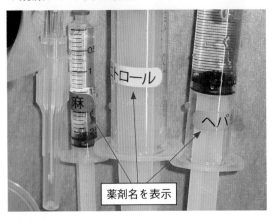

薬剤名を表示

▼看護師管理の薬剤

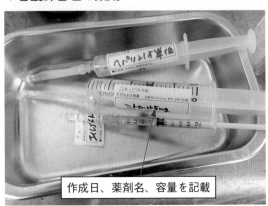

作成日、薬剤名、容量を記載

▼薬剤カートや薬剤棚

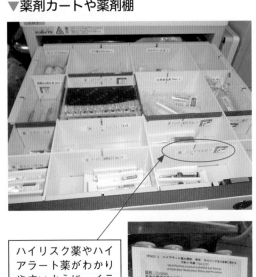

ハイリスク薬やハイアラート薬がわかりやすいように、イラスト付きのシールで表示

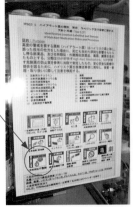

▼心臓カテーテル室で使用する主な薬剤

種類	一般名（主な商品名）
局所麻酔薬	リドカイン塩酸塩（キシロカイン®）
抗凝固薬	ヘパリンナトリウム（ヘパリン）
ヘパリン拮抗薬	プロタミン硫酸塩
α交感神経刺激薬	ノルアドレナリン（ノルアドレナリン®）
β交感神経刺激薬	l-イソプレナリン塩酸塩（プロタノール®）
副交感神経遮断薬	アトロピン硫酸塩水和物（アトロピン硫酸塩）
交感神経刺激薬	アドレナリン（ボスミン®）
副腎皮質ホルモン	ヒドロコルチゾンコハク酸エステルナトリウム（ソル・コーテフ®） メチルプレドニゾロンコハク酸エステルナトリウム（ソル・メドロール®）
硝酸薬	硝酸イソソルビド（ニトロール®） ニトログリセリン（ミリスロール®）
血管拡張薬	ニコランジル（ニコランジル、シグマート®）
強心・昇圧薬	ドパミン塩酸塩（カタボン®Hi）
強心薬	ドブタミン塩酸塩
抗不整脈薬	リドカイン塩酸塩（キシロカイン®） ベラパミル塩酸塩（ワソラン®） アデノシン三リン酸二ナトリウム水和物（アデホスコーワ） ジソピラミド（リスモダン®）
鎮痛薬	ヒドロキシジンパモ酸塩（アタラックス®-P） ペンタゾシン（ソセゴン®）
利尿薬	フロセミド（ラシックス®）
補正製剤	炭酸水素ナトリウム（メイロン®）

治療・検査後の片づけの工夫

- 単回使用が行えないディスポーザブル以外の器材は、血液やイソジン®液が付いたままだとサビの原因になります。当院では、タンパク凝固防止剤を散布し、器材ごとに袋に小分けし処理を行っています。

▼使用後の器材の管理

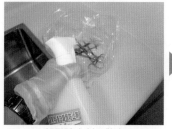 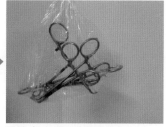

タンパク凝固防止剤を散布する。　器材ごとに袋に小分けする。

記録の工夫

- 各施設によって、看護師が行う記録内容はさまざまですが、当院では治療記録と看護記録を併用し行っています。

▼記録用紙（湘南鎌倉総合病院の場合）

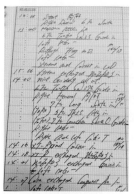 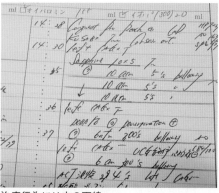

デバイスには青の下線　　治療行為には赤の下線

> 当院では、デバイス名には青の下線を、治療行為には赤の下線を引いています。デバイスを繰り返し使用する場合、デバイス名とサイズの把握がしやすく、医師にサイズを確認された際にも答えやすいという利点があります。

▼コスト用紙
（湘南鎌倉総合病院の場合）

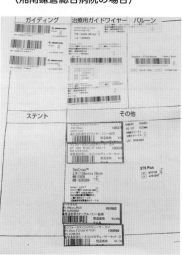

「ガイディングカテーテル」「ガイドワイヤー」「バルーン」「ステント」「その他」で分類し、製品のシールを貼ることで使用デバイスがすぐにわかるように工夫している。

▼記録項目

記録項目	記録時のポイント
入室時のバイタルサイン	・入室後、治療行為によって変化を知るためにも入室時のバイタルサインの記載は重要（血圧・脈拍・脈のリズムや不整脈の有無・酸素飽和度） ・心電図のST変化も重要なため、変化領域を記載するようにする
治療行為・薬剤投与時のバイタルサイン	・治療や検査、薬剤による副作用や合併症の早期発見にも役立つ
ヘパリン投与時間	・時間の把握は重要な事項であり、ヘパリン作用の半減期である1時間で活性化凝固時間（ACT）測定やヘパリンの追加投与が必要
穿刺部の変更	・治療戦略による穿刺部位の追加や変更を記録する ・アプローチ部位の血管に蛇行があり、デバイスが進まなかった場合は特記事項として記録を残すことで、次回の検査や治療時に役立つ

Column!

活性化凝固時間（ACT）

　ACTとはactivated clotting time（活性化凝固時間）のことで、血液凝固能の測定法の1つです。プロトロンビン時間（PT）や活性化部分トロンボプラスチン時間（APTT）とは異なり、簡便に短時間で測定することができ、逐次凝固能の測定が必要な心臓カテーテル室や手術室で多用されています。しかし、ACTは単に凝固のしやすさ・しにくさのみを評価するため、値が正常範囲外であっても、その誘因を特定することはできません。ACTの正常値は90〜120秒といわれています。

　ACTは、抗凝固薬なしで採血した全血2ccを、カオリンやセライト、ガラス粒などの活性化剤が入ったスピッツに加えて内因系凝固を活性化させ、フィブリン塊が形成されるまでの時間を測定します。

　当院の心臓カテーテル室ではCAG、PCI等の検査・治療にかかわらず、最後にヘパリンを使用してから1時間経過後、医師に確認してヘパリンの追加投与を行っています。その際、医師がヘパリンの効き具合を判定するため、ACT測定の指示を出すことがあります。

　また、心房細動のカテーテルアブレーション（→p.94）の際は、左房内にシース・電極カテーテル・アブレーションカテーテルが挿入され、血栓形成のリスクが高まります。そのため、30分ごとにACTを測定し、値は300秒以上を目標にヘパリンの追加投与でコントロールしています。

緊急カテーテル検査・治療の看護

心臓カテーテル検査・治療は緊急の場合、昼夜問わずに行われます。いつでも緊急カテーテルが行える体制と迅速に対応できる安全な環境づくりが必要です。
ここでは救急外来（ER*）からの緊急カテーテル施行までの流れとポイントを解説します。

救急外来（ER）で行うこと

- 緊急カテーテルは時間との戦いです。door to balloon time短縮のため（→p.214）、救急外来では必要最低限の処置、アナムネ聴取を行います。
- 早急な心臓カテーテル治療が必要な場合、カテーテル室へ処置を引き継ぐ場合もあります。病状に合わせた対応と処置、引き継ぎが重要です。

▼ERでの主な看護ケア

アナムネ聴取	• 現病歴・既往歴 • 身長・体重（IABP→p.61挿入時には、身長把握が重要） • 造影剤アレルギー歴（特に造影剤アレルギーの既往がないか） • 薬歴（ビグアナイド系の内服薬の有無）
検査	• 心電図 • 採血 • バイタルサイン測定 • 必要に応じて胸部X線、心エコー
処置	• 末梢ラインの確保（右側穿刺が多いため、術中の薬液投与がしやすいよう、できれば左手に行う） • 膀胱留置カテーテルの挿入（ショック状態、心不全を併発している場合など必要に応じて） • 各種点滴投与
内服	• 抗血小板薬の投与（当院では、医師の指示にて救急外来で実施）

＊ER：emergency room

患者搬入の情報を得てから入室まで
（急性心筋梗塞患者の場合）

1 ｜ 電子カルテから情報収集する

- 現病歴の把握のほか、心電図、採血デー
タ（心筋酵素・腎機能・トロポニン
値・末梢血液検査データ・その他異常
値）を確認します。

患者さんの入室後にあわてて準備をしなくてもよ
いように、予測し、準備を行います。
これらの情報は各コメディカルに伝え、共有する
ことが重要です。カルテに記載のない情報（不穏
の有無等）に関しては、直接担当医
へ確認しましょう。

2 ｜ 得た情報をもとに準備をする

- 主に心電図から得た情報をもとに処置の準備をします。心電図から得る情報は多く、機器や薬剤
準備に役立ちます。

▼心筋梗塞部位と心電図

梗塞部位		梗塞波形が出現する誘導												主な閉塞枝
		I	II	III	aVR	aVL	aVF	V1	V2	V3	V4	V5	V6	
前壁中隔								○	○	○	○			左前下行枝 (LAD)
広範前壁		○				○		○	○	○	○	○	△	左前下行枝
側壁		○				○						○	○	左前下行枝 左回旋枝 (LCX)
純後壁								＊	＊					左回旋枝 右冠動脈 (RCA)
高位側壁		○				○								左前下行枝 左回旋枝
下壁			○	○			○							右冠動脈

○：梗塞波形がみられる　△：ときにみられる　＊：ST下降、R波増高、T波増高
医療情報科学研究所編：病気がみえるvol.2 循環器. 第4版，メディックメディア，東京，2017：85. より一部改変し転載

▼急性心筋梗塞による心電図変化の例

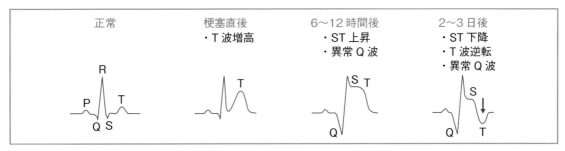

| 正常 | 梗塞直後
・T波増高 | 6〜12時間後
・ST上昇
・異常Q波 | 2〜3日後
・ST下降
・T波逆転
・異常Q波 |

▼右冠動脈（RCA）領域での虚血

状態	考えられる処置	必要な準備
ブロックや徐脈の出現	一時的体外ペーシングの可能性	頸部消毒の準備 ペーシング機材の準備
	除細動の使用	パッドの準備
	昇圧	昇圧薬の準備

▼左冠動脈主幹部・多枝の虚血

状態	考えられる処置	必要な準備
ブロックや徐脈の出現	一時的体外ペーシングの可能性	頸部消毒の準備
ショック状態		ペーシング機材の準備
	IABP（→p.61）挿入	両鼠径部の消毒準備 IABP準備
	PCPS（→p.67）挿入	両鼠径部の消毒準備 IABP準備
	昇圧	昇圧薬の準備
	呼吸補助	挿管準備

入室時

・救急外来看護師から心臓カテーテル室看護師へ申し送りを行います。

▼緊急カテーテル患者用の申し送り用紙

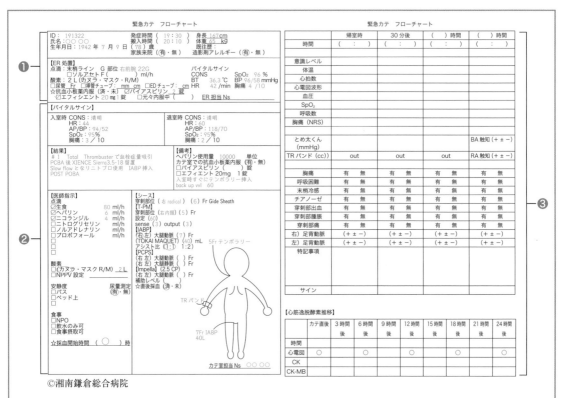

©湘南鎌倉総合病院

❶ER→カテーテル室への申し送り内容

ER担当看護師が記載。すべて記載があり、特記事項がなければ口頭での申し送りは除いている。

❷カテーテル室→病棟への申し送り内容

カテーテル室担当看護師が記載。治療内容と術後の処置、患者に挿入されているものが一目でわかるようになっている。

❸病棟での管理内容

病棟看護師が記載。

当院では、すぐに治療に入れるよう、救急外来からの申し送りを省略し緊急カテーテル患者用の申し送り用紙を活用しています。

入室後

1 │ 患者の準備を行う

- 予定穿刺部位以外にも、処置が予測される場合には、先にアセスメントした内容をもとにすぐに実施できるように鼠径部や頸部の消毒準備を行っておくとスムーズです。
- 点滴ラインには、三方活栓をあらかじめ増やして準備しておくと、追加薬剤の投与時にはすぐに投与開始が可能となります。
- 患者の安全・安楽の確保が重要です。胸部痛が強く、体動がある場合には患者に伝え、必要に応じて抑制を実施します（→p.201）。

2 │ タイムアウトを実施する（→p.178）

- アレルギー情報や抗血小板薬内服の有無は重要な共通認識の１つであり、タイムアウト時の確認項目です。

3 │ 抗血小板薬の内服を行う

- ERで内服が行われていない場合は、治療開始時に忘れず内服してもらいます。
- ローディング（急速に血中濃度を上げるため初回の内服量を増やすこと）が必要な場合は、噛み砕き内服するよう指示をします。

4 │ 記録を行う

- 普段の記録以外にも、緊急カテーテル時は下記の項目を記載します。

❶入室時の胸痛（スケール表示）
❷治療開始と終了時のTIMI分類（→p.24）
❸再灌流時間
❹血栓吸引時は、血栓の性状

退室時

1 | 病室・ベッドを準備する

- 病棟看護師へ治療の進行状況を随時報告します。病棟看護師は検査後、患者がすぐに温かい布団に入れるよう、検査・治療中にベッドを準備しておきます。寒く、機械に囲まれた環境から早く横になれることは患者の安心につながります。
- カテーテル検査台から病棟のベッドまでの移動回数が少ないほうが、患者の負担は少ないです。

2 | 病棟看護師への申し送りを行う

- 救急外来での処置から、カテーテル室での処置内容・検査終了後の観察項目が一覧でわかるように、救急外来からの緊急カテーテルチャートへ追記し、効率よく申し送りができるようにします。

Column!

door to balloon time

ST上昇型心筋梗塞（ST elevation myocardial infarction：STEMI）の患者が救急外来のドアを開けて病院に到着してから、カテーテル室に運ばれて最初に詰まった血管の中のバルーンを広げるまでの時間を、door to balloon timeといいます。AHAのガイドラインでは、この時間が短いほど、院内の死亡率や合併症を起こす確率は下がり、90分以内が理想とされています。

救急外来から心臓カテーテル室までの流れのなかで、door to balloon timeを短縮するためには、情報収集と申し送り、そしてスタッフ間の共有がポイントとなります。カテーテル検査・治療にかかわるすべてのスタッフで声かけを行いながら実施することが重要です。

参考文献

1) 渡邉瑞穂ほか：心臓カテーテル検査. 月刊ナーシング 2010；30（12）：99.
2) 東京医科大学医学教育学講座：WHO患者安全カリキュラムガイド多職種版 2011.
3) 日本医師会：医療安全管理指針. 2002.
4) キャサリン・コルカバ著，太田喜久子監訳：コルカバ コンフォート理論 理論の開発過程と実践への適用. 医学書院，東京，2008.
5) 京慈懇話会：ナースのためのIVRの実際と看護. 日本シエーリング，2012.

引用文献

1) 日本腎臓学会，日本医学放射線学会，日本循環器学会編著：腎障害患者におけるヨード造影剤使用に関するガイドライン2012. 東京医学社，東京，2012：9

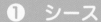

Part

5

検査・治療で使用する主なデバイス

① シース

シースイントロデューサーは心臓カテーテル検査・治療の際、最初に血管に挿入されるデバイスで、一般的に「シース」と呼ばれています。
カテーテルの手技の間、血管内に留置されることで出血を抑えて、各デバイスの血管内への出し入れを容易にします。

シースの構造

- シースには通常、内筒（ダイレーター）、外筒（シース本体）、ガイドワイヤー、穿刺針がセットとなっています（皮膚を切開するカッターやシリンジが入っているものもあります）。

▼6Fr.グライドシーススレンダー

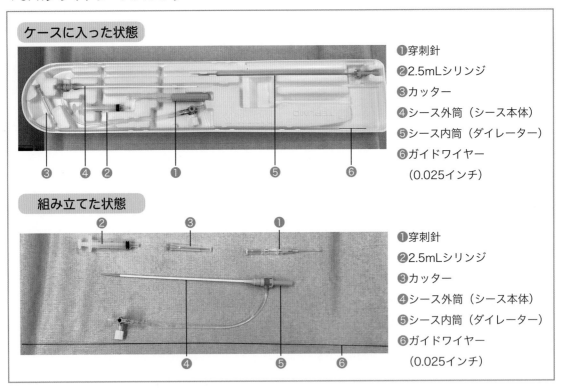

ケースに入った状態

❶穿刺針
❷2.5mLシリンジ
❸カッター
❹シース外筒（シース本体）
❺シース内筒（ダイレーター）
❻ガイドワイヤー
　（0.025インチ）

組み立てた状態

❶穿刺針
❷2.5mLシリンジ
❸カッター
❹シース外筒（シース本体）
❺シース内筒（ダイレーター）
❻ガイドワイヤー
　（0.025インチ）

▼シース挿入時

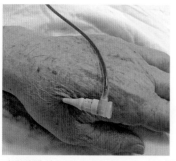

手背動脈（distal radial artery）から挿入

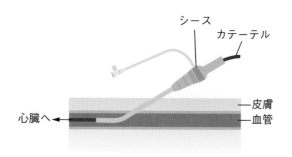

シースのカテーテル挿入部は一方弁になっており、血流の逆流を防ぐ構造になっている。

シースの種類

- ショートシース：全長10cm程度。
- セミロングシース（グライドシース）：全長16cm程度。主に橈骨動脈からのアプローチの際に使用します。
- ロングシース：全長25cm程度。主に大腿動脈からのアプローチの際に使用します。

▼シースの種類と長さ

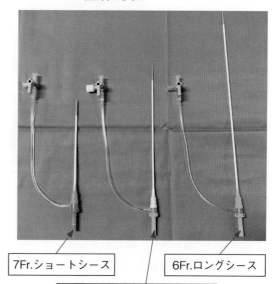

Memo Fr.（フレンチ）

Fr.は、シースやカテーテルの太さを表す単位です。3Fr.が約1mmに相当します。シースのサイズ表示はシース外筒の内径を表しています。

6Fr.
=2mm

7Fr.ショートシース

6Fr.ロングシース

6Fr.グライドシーススレンダー

▼シースの色分け

4Fr.→	レッド	5Fr.→	グレー
6Fr.→	グリーン	7Fr.→	オレンジ
8Fr.→	ブルー	など	

シースのサイズは国際基準にて色分けされています。

Memo　**グライドシーススレンダー**

内径はそのままで、外径が従来のシースと比較しフレンチ（Fr.）数が
1つ小さいのが特徴です。
（例：6Fr.グライドシーススレンダーは、内径は既存のシースの6Fr.の
サイズで、外径は既存の5Fr.のシースのサイズ）
最近では橈骨動脈からのアプローチの際は第一選択になっています。

従来のシース　　グライドシーススレンダー

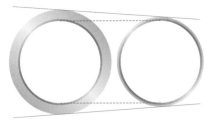

Glidesheath Slender®
（写真提供：テルモ株式会社）

特殊なシース

❶ピールオフシース

- カテーテルを留置した後、外筒を割いて抜去することができます。
- 主にペースメーカーリード挿入時（→p.107）に使用します。

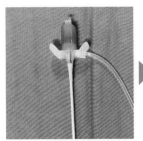 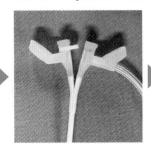 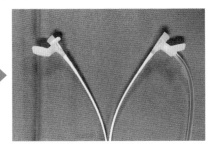

外筒を割いて取り除くことができる。

❷メタルシース

- 血管蛇行が強い場合、蛇行によってシースの外筒が折れてしまうことがありますが、このシースを用
  いることで、蛇行があっても折れることを防ぎます。

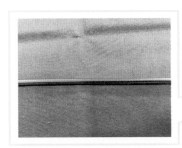 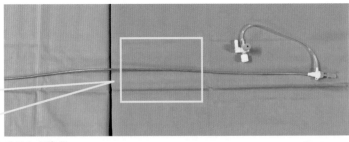

金属でできていて、蛇行があっても折れることを防ぐ

冠動脈造影検査用のカテーテルを診断カテーテル、PCIで使われるカテーテルをガイディングカテーテルといいます。
動脈圧のモニタリングをしながら造影剤を注入するだけでなく、体外から冠動脈入口部まで進み、治療デバイス（バルーンやステント）を冠動脈内に進める橋渡しを担います。

カテーテルの構造

- ガイディングカテーテルは、シャフトと呼ばれる中間部に金属ブレードを入れることにより、診断カテーテルに比べ硬く、サポート性を保ちながら折れ曲がりにくい構造になっています。
- カテーテルには、冠動脈に挿入するための操作性、カテーテル先端で血管を傷つけない安全性、デバイスを進めるサポート性や、治療の際にはガイディングカテーテルにバックアップサポート（→p.222）が求められます。

診断カテーテルの種類と選択

- 診断カテーテルのサイズは3～6 Fr.で、4 Fr.が主流です。
- 右心カテーテル検査では、スワン・ガンツカテーテルを使用します。
- 左心カテーテル検査では、左右冠動脈両用型のマルチパーパスカテーテルや、アンプラッツ型、ジャドキンス型などのカテーテルがあります。

▼ガイディングカテーテルが冠動脈に挿入されるイメージ

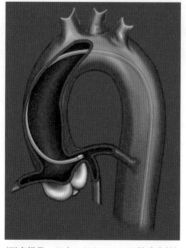

（写真提供：日本メドトロニック株式会社）

▼右心カテーテルで使用されるスワン・ガンツカテーテル

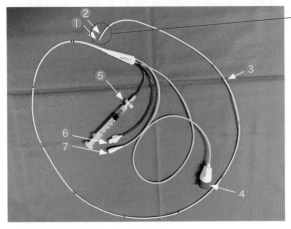

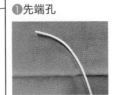

❶先端孔

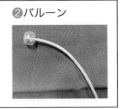

❷バルーン

❸注入用側孔
❹サーミスタ・コネクタ
❺バルーン拡張用バルブ
❻注入用側孔ルーメン・ハブ
❼先端孔ルーメン・ハブ

▼冠動脈造影用

| 左右冠動脈両用カテーテル | | ジャドキンス型カテーテル | | ▼左室造影用 |

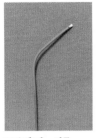

マルチパーパス
（MP）

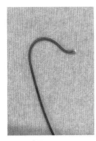

アンプラッツ
（AL）

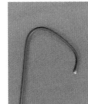

左ジャドキンス
（JL）

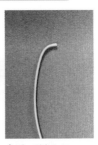

右ジャドキンス
（JR）

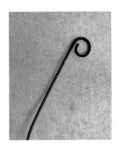

ピッグテールカテーテル
（pigtail）

ガイディングカテーテルの種類と選択

- ガイディングカテーテルは一般的に5 Fr.〜8 Fr.のものを使用します。
- 病変形態（石灰化、分岐部、完全閉塞など）、病変の治療の難しさ、アプローチの部位などを総合的に判断して、術者がガイディングカテーテルの形、太さを決定します。
- 冠動脈入口部の狭窄に対する治療では、ガイディングカテーテルによるウェッジ（ぴったりとはまりこむ）での冠血流の低下、消失にて心室細動などの重篤な合併症を起こす危険性があります。安全性の確保のため、側孔（サイドホール、SH）付きのガイディングカテーテルを使用し、冠動脈への血流を確保することもあります。

代表的なガイディングカテーテル

❶ジャドキンス型

- 最も基本的な左ジャドキンス（JL）は2か所に形成されたカーブがあり、基本はJL4です。
- 先端部のチップが短いショートチップJLタイプのカテーテルもあり、SLと呼ばれます。体側の大動脈壁でバックアップサポートをとるタイプです。
- 右冠動脈の治療は右ジャドキンス（JR）が基本にはなりますが、バックアップサポートがあまりとれないため、病変に応じて違うカテーテルの選択も考慮しなければなりません。

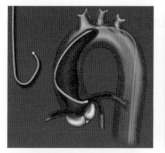

Judkins Left（JL）

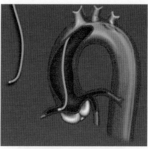

Judkins Right（JR）

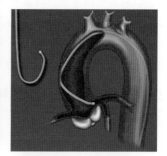

Judkins Left Short Tip（SL）

❷アンプラッツ型

- アンプラッツ（AL）は大動脈弁でバックアップをとる形状であり、左回旋枝のバックアップが必要な病変や、右冠動脈や大伏在静脈グラフト（SVG →p.39）の治療の際に使用します。
- 先端のチップが短いショートタイプの形状（SAL）も多く使用されます。

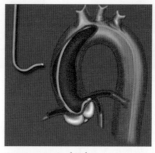

Amplatz Left（AL）

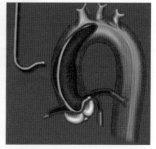

Amplatz Left Short Tip（SAL）

❸バックアップ型

- 鋭角なカーブがなく、デバイスの通過によるカテーテル内での抵抗を減らしつつ大動脈でバックアップをとる形状です。左冠動脈の治療の際に使用されます。
- EBUが代表的なバックアップタイプのカテーテルです。

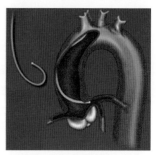

Extra Backup（EBU）
（写真提供：日本メドトロニック株式会社）

ガイディングカテーテルのバックアップサポート

- ガイディングカテーテルから冠動脈内にデバイスを持ち込む際に、冠動脈内の抵抗などによりガイディングカテーテルが冠動脈入口部から外れてしまうことがあります。このときに外れないようにする力を、バックアップサポートといいます。PCIを成功させるうえで非常に重要な要素です。
- 通常はガイディングカテーテルが太くなればなるほど、バックアップサポートは大きくなります。またガイディングカテーテルの形状でも変わってきます。
- ジャドキンス型のカテーテルは冠動脈に挿入するのは比較的容易ですが、バックアップサポートは一般的に小さいといわれています。バックアップサポートが大きいのは、EBUなどのバックアップ型のガイディングカテーテルです。操作はやや難しくなりますが、一度冠動脈に挿入することができればデバイスの通過などは容易になります。

▼ガイディングカテーテルの違いによる利点・欠点

カテーテルの種類	左ジャドキンス（JL）	左アンプラッツ（AL）	エクストラバックアップ（EBU）
バックアップ	普通	良い	非常に良い
利点	・挿入しやすい ・勝手に深い位置に入る可能性が低い	・安定性が高い	・全体が大きなカーブのため、デバイスを持ち込みやすい ・深い位置まで挿入しやすい
欠点	・デバイス挿入時にカテーテルが落ちやすい ・同軸調整しにくい（カテーテルの先が上を向く）	・チップ部分の長さが邪魔になるときがある ・形状に曲がりが多いためデバイスのプッシュ力を奪いやすい ・弁尖（Cusp）で安定しないときがある	・先端が深い位置に入りやすい ・JLより操作が難しい

（写真提供：日本メドトロニック株式会社）

③ ガイドワイヤー

ガイドワイヤーには、カテーテルなどを血管内に挿入するときや、冠動脈の近くまでもっていくときに使用するものと、冠動脈内に挿入しPCIで使用するものがあります。
PCIの際は、冠動脈用の細いガイドワイヤーに沿わせてバルーンやステントを持ち込みます。

カテーテルを進めるためのガイドワイヤーの特徴

- 一般的に、折れにくいニッケルチタンの芯線に滑りが良い親水性コーティングがされたワイヤーが使用されます。
- 先端が深いJ型にカーブが形成されたタイプは、側枝血管への迷入や、穿孔を防いでいます。

▼ガイドワイヤーの例①

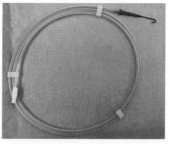

0.038inchスプリングガイドワイヤー

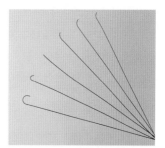

ラジフォーカス®ガイドワイヤー
（さまざまな先端の形状がある）

（写真提供：テルモ株式会社）

▼ガイドワイヤーの例②

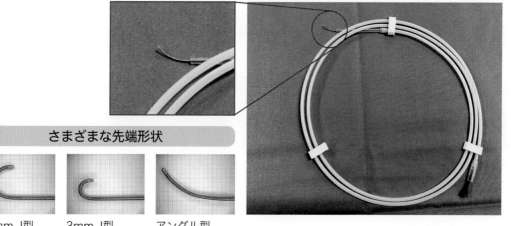

さまざまな先端形状

1.5mm J型　　3mm J型　　アングル型

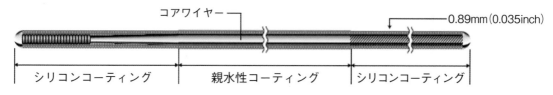

コアワイヤー　　　　　　　　　　0.89mm（0.035inch）

シリコンコーティング　　親水性コーティング　　シリコンコーティング

（資料提供：朝日インテック株式会社）

PCI用ガイドワイヤーの特徴

- 0.014inchが一般的ですが、0.010inchのガイドワイヤーもあります。先端のみ0.010inchであるテーパー型のワイヤーもあります。
- 一般的な治療の場合は通過性、操作性、トルク伝達性などのバランスのとれたガイドワイヤーを選択することが多く、先端荷重（計りに先端をつけて曲がるまでの重さ）が1g以下のものが選ばれます。これは、一般的な病変であれば貫通力が強くなくとも通過が可能であることが多いからです。
- 先端荷重が大きいガイドワイヤーは貫通力が強いため、慢性完全閉塞病変（CTO）などに使用されます。一般的な治療では、血管損傷、末梢冠動脈穿孔のリスクが高いため使用されません。

▼PCI用ガイドワイヤーの構造

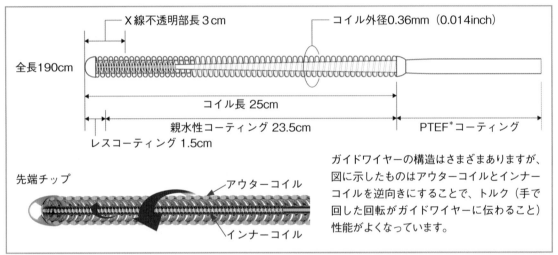

ガイドワイヤーの構造はさまざまありますが、図に示したものはアウターコイルとインナーコイルを逆向きにすることで、トルク（手で回した回転がガイドワイヤーに伝わること）性能がよくなっています。

＊PTFE：poly tetra fluoro ethylene

（資料提供：日本ライフライン株式会社）

特殊なガイドワイヤー

❶エクステンションワイヤー

- 延長ワイヤーです。一般的なガイドワイヤーの後端に装着します。
- マイクロカテーテルなどの長いデバイスの交換時などに使用します。

❷ロングワイヤー

- 300cmの長さのものがあります。
- 逆行性アプローチを用いてCTO治療を行う際にexternalizationのために使用されることがあります。

❸スティッフガイドワイヤー

- 硬いワイヤーであり、大動脈の蛇行が強い場合などに使用されます。一般的には、TAVI（→p.125）治療、ステントグラフトなどの大血管の太いデバイスを扱うときに使用します。

バルーンカテーテル

バルーンカテーテルはガイドワイヤーが病変を通過した後、冠動脈の狭窄部をバルーン（風船）にて拡張するカテーテルです。

バルーンカテーテルの構造

- バルーンカテーテルは、シャフトの先端に狭窄部を拡張するためのバルーンがついています。
- 構造やバルーンの膨らみやすさにより種類が分けられます。

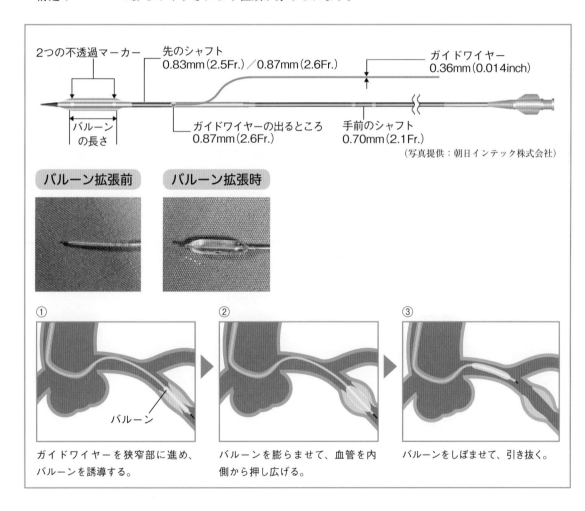

2つの不透過マーカー

先のシャフト
0.83mm（2.5Fr.）／0.87mm（2.6Fr.）

ガイドワイヤー
0.36mm（0.014inch）

バルーンの長さ

ガイドワイヤーの出るところ
0.87mm（2.6Fr.）

手前のシャフト
0.70mm（2.1Fr.）

（写真提供：朝日インテック株式会社）

バルーン拡張前　　バルーン拡張時

① バルーン

ガイドワイヤーを狭窄部に進め、バルーンを誘導する。

② バルーンを膨らませて、血管を内側から押し広げる。

③ バルーンをしぼませて、引き抜く。

構造による分類

❶ラピッドエクスチェンジ型（モノレールタイプ）バルーンタイプ

- 現在使用されるバルーンの主流であり、ガイドワイヤーが通っている部分が30cm程度と短く、シャフト径が細く、交換や操作性にすぐれています。

❷オーバーザワイヤー型バルーンタイプ

- カテーテル先端に細長いバルーンが装着されており、カテーテルの中心にはガイドワイヤーを通す腔（ワイヤールーメン）と、バルーンを加圧する腔（バルーンルーメン）があります。
- ガイドワイヤーは長いもの（300cm程度）が必要にはなるものの、バルーンが病変を通過した状態でガイドワイヤーの交換が可能なため、CTOに対する治療の際に使われることがあります。

コンプライアンスによる分類

- コンプライアンスとは、バルーンの膨らみやすさという意味です。
- バルーンにはそれぞれ適正な圧が設定されています。例えば直径3.0mmのバルーンがちょうど3.0mmに膨らむためにかかる圧を標準拡張圧（nominal pressure：NP）、これ以上圧を上げると破裂する可能性のある圧を最大拡張圧（rated burst pressure：RBP）といいます。
- バルーンが薄くやわらかい素材でできているセミコンプライアントバルーンと硬い素材でできているノンコンプライアントバルーンがあります。

> セミコンプライアントバルーンは「セミコン」、
> ノンコンプライアントバルーンは「ノンコン」
> と呼ばれています。

❶セミコンプライアントバルーン

- バルーンが薄くやわらかい素材でできており、通過性がよく、蛇行した血管でも通過させることが可能です。
- 一般的に、前拡張に使用されることが多いです。

▼セミコンプライアントバルーンのコンプライアンス表の例

拡張圧		バルーン径 (mm)										
atm	kPa	1.00	1.25	1.5	2.00	2.25	2.50	2.75	3.00	3.25	3.50	4.00
4	$4×10^2$	0.98	1.19	1.43	1.89	2.13	2.37	2.61	2.83	3.06	3.29	3.77
5	$5×10^2$	0.99	1.22	1.46	1.94	2.19	2.43	2.68	2.92	3.16	3.39	3.88
6	$6×10^2$	1.00	1.25	1.50	2.00	2.25	2.50	2.75	3.00	3.25	3.50	4.00
7	$7×10^2$	1.01	1.27	1.53	2.02	2.27	2.51	2.78	3.02	3.30	3.53	4.06
8	$8×10^2$	1.02	1.30	1.55	2.06	2.30	2.54	2.81	3.06	3.35	3.58	4.13
9	$9×10^2$	1.03	1.32	1.59	2.10	2.34	2.58	2.85	3.10	3.39	3.64	4.20
10	$10×10^2$	1.05	1.35	1.62	2.14	2.38	2.61	2.89	3.14	3.44	3.69	4.27
11	$11×10^2$	1.06	1.37	1.65	2.18	2.41	2.64	2.92	3.18	3.49	3.75	4.35
12	$12×10^2$	1.08	1.39	1.68	2.22	2.45	2.68	2.96	3.22	3.53	3.81	4.42
13	$13×10^2$	1.09	1.41	1.72	2.26	2.49	2.71	2.99	3.26	3.58	3.86	4.49
14	$14×10^2$	1.11	1.43	1.75	2.29	2.52	2.74	3.03	3.30	3.63	3.92	4.56
15	$15×10^2$	1.13	1.45	1.79	2.33	2.56	2.78	3.06	3.34	3.67	3.97	4.63
16	$16×10^2$	1.16	1.47	1.84	2.37	2.59	2.81	3.10	3.38	3.72	4.03	4.70
17	$17×10^2$	1.19	1.49	1.90	2.41	2.63	2.84	3.13	3.42	3.77	4.09	4.77
18	$18×10^2$	1.22	1.52	1.94	2.45	2.67	2.88	3.17	3.46	3.81	4.14	4.84

標準拡張圧 6atm　最大拡張圧 14atm　※2.5mmのバルーンの例

（資料提供：ニプロ株式会社）

❷ノンコンプライアントバルーン

- 硬い素材でできているため、通過性はセミコンプライアントバルーンに比べ劣りますが、拡張力が強く確実に病変を拡張させることができます。
- およそ18〜24気圧まで加圧できるバルーンです。

▼ノンコンプライアントバルーンのコンプライアンス表の例

| 拡張圧 | | バルーン径 (mm) | | | | | | | | | | | |
atm	kPa	1.50	2.00	2.25	2.50	2.75	3.00	3.25	3.50	3.75	4.00	4.50	5.00
6	6×10^2	1.41	1.87	2.08	2.31	2.54	2.76	2.99	3.21	3.40	3.66	4.04	4.57
7	7×10^2	1.43	1.89	2.12	2.34	2.58	2.81	3.04	3.27	3.47	3.73	4.14	4.66
8	8×10^2	1.44	1.91	2.15	2.38	2.63	2.86	3.09	3.33	3.54	3.79	4.23	4.74
9	9×10^2	1.46	1.94	2.18	2.41	2.66	2.91	3.14	3.38	3.60	3.85	4.31	4.82
10	10×10^2	1.47	1.95	2.21	2.45	2.69	2.94	3.18	3.43	3.66	3.90	4.39	4.89
11	11×10^2	1.48	1.98	2.23	2.47	2.73	2.98	3.22	3.47	3.71	3.96	4.45	4.96
12	12×10^2	1.50	2.00	2.25	2.50	2.75	3.00	3.25	3.50	3.75	4.00	4.50	5.00
13	13×10^2	1.51	2.02	2.27	2.53	2.78	3.02	3.28	3.52	3.79	4.04	4.54	5.04
14	14×10^2	1.53	2.03	2.28	2.55	2.80	3.04	3.30	3.55	3.82	4.07	4.58	5.08
15	15×10^2	1.54	2.04	2.30	2.57	2.82	3.07	3.32	3.57	3.84	4.10	4.61	5.10
16	16×10^2	1.55	2.05	2.32	2.60	2.83	3.09	3.34	3.59	3.87	4.12	4.64	5.14
17	17×10^2	1.56	2.07	2.33	2.61	2.85	3.10	3.35	3.60	3.89	4.15	4.67	5.17
18	18×10^2	1.57	2.08	2.35	2.63	2.86	3.12	3.37	3.63	3.91	4.17	4.69	5.20
19	19×10^2	1.58	2.09	2.36	2.64	2.87	3.14	3.38	3.64	3.93	4.19	4.72	5.22
20	20×10^2	1.59	2.10	2.38	2.65	2.88	3.16	3.40	3.66	3.96	4.21	4.75	5.26
21	21×10^2	1.60	2.11	2.39	2.66	2.90	3.17	3.41	3.68	3.98	4.23	4.78	5.28
22	22×10^2	1.61	2.11	2.40	2.67	2.91	3.19	3.43	3.69	4.01	4.25	4.81	5.31
23	23×10^2	1.61	2.12	2.41	2.68	2.93	3.21	3.45	3.71	4.03	4.27		
24	24×10^2	1.62	2.13	2.43	2.69	2.94	3.23	3.46	3.73	4.06	4.29		
25	25×10^2	1.62	2.14	2.44	2.70	2.96	3.25	3.48	3.75	4.08	4.32		

標準拡張圧 12atm　最大拡張圧 20〜23atm　※3.0mmのバルーンの例

（資料提供：ニプロ株式会社）

特殊なバルーン

❶カッティングバルーン、スコアリングバルーン

- カッティングバルーン、スコアリングバルーンは、バルーンの表面に3～4枚の刃（ブレード）もしくはワイヤーが付いているバルーンです。狭窄部位の血管に切れ込みを入れることにより、血管内腔の良好な開大を得ることができます。
- 石灰化病変や、スリップしやすい再狭窄病変などに対して有効です。ただし、通過性が通常のバルーンよりはよくないため、注意と使い方が重要です。

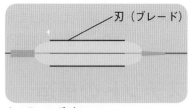

カッティングバルーン

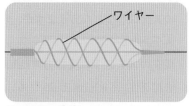

スコアリングバルーン

❷パーフュージョンバルーン

- バルーンが拡張しているときも冠動脈の血流を確保し、長い時間の拡張を可能にしたバルーンです。バルーンの手前の部分から血液が流れるようなしくみになっています。
- 冠動脈穿孔や破裂のときに、冠動脈の血流を保ちながら止血することができ、長時間の拡張を可能にします。

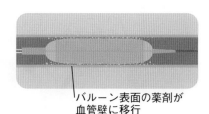

バルーンの手前から
血液が流れる

❸薬剤溶出性バルーン
（drug-coated balloon：DCB）

- バルーン表面にパクリタキセルなどの薬剤が塗布されているバルーンです。拡張により血管壁に接触し、血管壁に移行して再狭窄を予防する効果を発揮します。
- 通常拡張は30秒以上のロングインフレーションを行います。
- ステント内再狭窄病変で多く使用されています。

バルーン表面の薬剤が
血管壁に移行

⑤ ステント

ステントは、網目状になった金属製の小さな筒です。バルーンで拡張した血管を内側から支えることにより、治療後の閉塞予防、また長期的には再狭窄を軽減させる目的で使用されます。

ステントの構造

- 1本のステンレスをコイル状に形成したコイルステントや、ステンレス管をレーザーカットした構造のステントなどもありますが、現在はコバルト合金などのストラットを波型に形成したリンク構造のステントが主流です。
- 現在のステントは支持力（radial force）を保ったままストラットを薄くすることが可能となり、血管追従性（conformability）も、ストラット表面の研磨処理やエッジの処理などで以前よりも格段に進歩しています。

▼ステント留置前とステントバルーン拡張時

ステント留置前

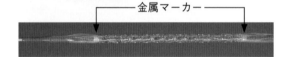

ステントバルーン拡張時

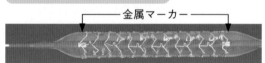

（写真提供：アボットメディカルジャパン合同会社）

▼冠動脈ステントの留置方法

①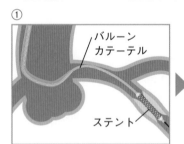

バルーン
カテーテル

ステント

ガイドワイヤーを狭窄部に進め、ステントを誘導する。

②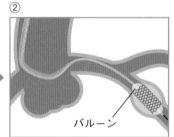

バルーン

バルーンを膨らませて血管を内側から押し広げ、ステントを血管壁に圧着する。

③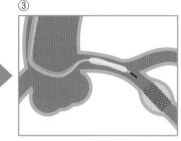

バルーンをしぼませて引き抜く。

材質による分類

❶ベアメタルステント（bare metal stent：BMS）

- ベアメタルステントは金属ステントともいわれますが、薬剤が塗布されていない金属だけでできたステントです。現在は、次に述べる薬剤溶出性ステントが主流となったため、使われることはほとんどなくなってきました。

❷薬剤溶出性ステント（drug eluting stent：DES）

- 薬剤溶出性ステントは、金属の表面に免疫抑制剤などの薬剤が塗布されたステントです。薬剤により再狭窄を予防するはたらきをします。
- 現在はほとんどこちらのステントが使われています。時代とともに進化を遂げ、第三世代といわれるステントが使用されています。ステントのストラットが薄くなり、成績も以前のステントより格段に改善しています。

❸生体吸収性ステント（bioresorbable stent：BRS）

- 生体吸収性ステントは体内で分解する素材で構成されたステントです。
- 日本でも使用されましたが、長期的なフォローにてステント血栓症の発生リスクが高いことから、2020年8月現在では販売終了の状態が継続しています。

特殊なステント

❶カバードステント

- PTFE（ポリテトラフルオロエチレン）膜を2つのステントで挟み込んだ膜付きのステントで、血管の穿孔や破裂の際に止血、修復用に使用します。

Check!　ステントの問題点

　BMSはバルーンのみで治療していた時代には内腔を保持することができ、急性期のリコイルや解離形成による血栓症などを劇的に減らしました。内皮化が良好であることは、急性期には良い反応ではあるものの、慢性期の再狭窄が問題となり、現在ではほとんど使用しなくなりました。

　DESは再狭窄を低下させましたが、血栓症の問題が出てきました。特にステント留置後1年以上経過してから起こる超晩期ステント血栓症（very late stet thrombosis：VLST）が報告されています。ただしこれもステントのテクノロジーの進化により、現在の第3世代のDESでは頻度は減ってきました。

▼薬剤溶出性ステントの比較

製品名	XIENCE Sierra® ザイエンス　シエラ (EES*1) 写真提供：アボットメディカルジャパン合同会社	Resolute Onyx™ リゾリュート オニキス (ZES*2) 写真提供：日本メドトロニック株式会社	SYNERGY™ XD シナジー (EES) 写真提供：ボストン・サイエンティフィックジャパン株式会社	
ステント デザイン				
ストラット*4 デザイン				
薬剤	Everolimus （エベロリムス）	Zotarolimus （ゾタロリムス）	Everolimus （エベロリムス）	
ストラット＋ ポリマー	ストラットの断面 ポリマー		血管組織に接する面のみ	
ストラットの 厚さ	81μm	81μm	74μm	
ステント プラットホーム*5	コバルトクロム合金	コバルトクロム合金	プラチナクロム合金	

＊1　EES：everolimus eluting stent

＊2　ZES：zotarolimus eluting stent

＊3　SES：sirolimus eluting stent

Orsiro オシロ (SES*³) 写真提供：バイオトロニック ジャパン株式会社	Ultimaster™ Tansei™ アルチマスタータンセイ (SES) 写真提供：テルモ株式会社	COMBO® plus コンボ プラス (SES) 写真提供：オーバスネイチ株 式会社
Sirolimus （シロリムス）	Sirolimus （シロリムス）	Sirolimus （シロリムス）
	←血管組織に 接する面のみ	
60μm	80μm	87μm
コバルトクロム合金	コバルトクロム合金	ステンレス鋼

＊4　ストラット：ステントの金属部分のこと。ステントごとにさまざまなデザインがある
＊5　ステントプラットホーム：ステント本体のことで、素材が何でできているかを示す

⑥ 止血デバイス

穿刺部の出血性合併症はカテーテル検査および治療の問題点の1つです。より確実で安全な止血を行うために、さまざまな止血デバイスが各社から販売されています。

TRバンド™

- 主に橈骨動脈用に開発された器具で、空気の圧力により止血します。空気の注入量によって段階的な圧迫解除が可能です。
- 止血部位が透明なバンドで固定されているため、止血点の観察ができます。
- 内部のプラスチック板を外すことで、遠位橈骨動脈にも使用できますが、固定がややゆるくなります。

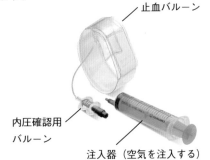

止血バルーン

内圧確認用バルーン

注入器（空気を注入する）

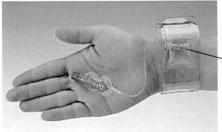

止血バルーンに空気を注入し止血する

（写真提供：テルモ株式会社）

プレリュードシンクディスタール（PreludeSYNC Distal™）

- 遠位橈骨動脈用に開発された、空気により圧迫止血を行う器具です。左右で違う製品になります。
- メリットメディカル・ジャパン株式会社からは、類似品でその他の穿刺部を止血するバージョンも販売されています。

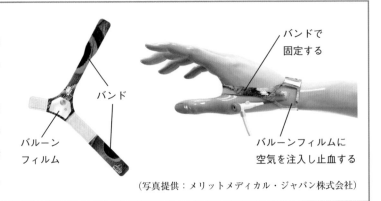

バンド

バルーンフィルム

バンドで固定する

バルーンフィルムに空気を注入し止血する

（写真提供：メリットメディカル・ジャパン株式会社）

※デバイスをご使用の際は必ず添付文書をご確認ください。原則添付文書をもとに使用しますが、臨床上適応外で使用する場合もあり、本書では著者による臨床例として解説・掲載しています。

バソスタット（VasoStat™）

- プランジャーを押し込むことで、穿刺部をピンポイントに押さえて止血を行います。段階的な除圧は不要です。
- 主に橈骨動脈、上腕動脈、遠位橈骨動脈で使用されていますが、大腿動脈以外のさまざまな部位にも使用できます。

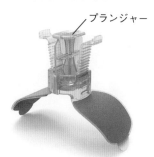

プランジャー

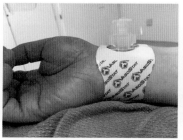

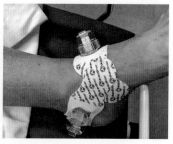

穿刺部に優しくピンポイントの押圧をかけることができる

（写真提供：コスモテック株式会社）

ゼメックス止血システム とめ太くん®

- 主に上腕動脈と膝窩動脈用で、空気のバンドで止血を行う器具です。専用の加圧計によって段階的な除圧が可能です。
- 症例によっては、前脛骨動脈穿刺後など、EVT時のディスタールパンクチャー（→p.76）の止血にも使用されます。

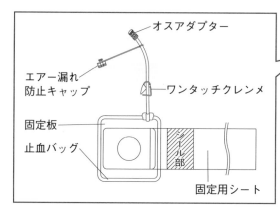

オスアダプター

エアー漏れ
防止キャップ

ワンタッチクレンメ

固定板

止血バッグ

シール部

固定用シート

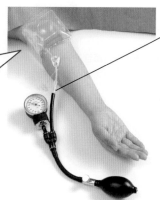

止血バッグの
アダプターから
加圧器を接続し、
加圧する

（写真・資料提供：ゼオンメディカル株式会社）

ステプティ_{TM}P

- 9mmの厚みがあるパッドと、伸縮性の高いポリウレタン不織布テープにより圧迫固定を行うデバイスです。
- 主に橈骨動脈、足背動脈の止血に使用されます。
- 大口径のシースを止血するときには難がある場合がありますが、橈骨動脈、足背動脈以外にも後脛骨動脈など、EVT時のディスタールパンクチャーの止血にも使用されます。

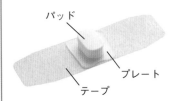
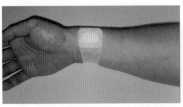
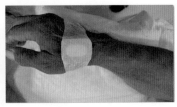

パッド
プレート
テープ

穿刺部にパッドを当てて圧迫し、テープで固定する。

（写真提供：ニチバン株式会社）

アンジオシール（Angio-Seal™）

- 大腿動脈用で、血管内にアンカーを掛け、血管外にはコラーゲンを付着させて挟み込むことで、止血を行います。
- 6Fr.、8Fr.に対応し、同一穿刺部はアンカーが溶けるまでの3か月間は穿刺を控える必要があります。

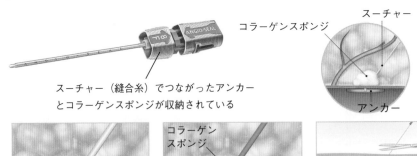

スーチャー
コラーゲンスポンジ

スーチャー（縫合糸）でつながったアンカーとコラーゲンスポンジが収納されている

アンカー

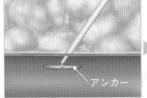
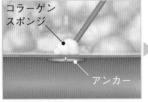
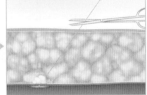

アンカー

シースを使用してアンカーを血管内に挿入。

コラーゲンスポンジ
アンカー

血管の内側と外側からアンカーとコラーゲンスポンジで挟み込む。

皮膚表面に出ている糸を切る。

（写真・資料提供：テルモ株式会社）

エクソシール（EXOSEAL®）

- 大腿動脈用で、止血時に穿刺孔の外側にプラグを付着させ、止血を行う器具です。血管内に異物が残らないことが特徴です。プラグは3か月程度で吸収されます。
- 5Fr.、6Fr.、7Fr.に対応し、1か月は同一部位の穿刺を控えることが推奨されています。

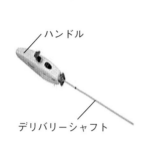

ハンドル

デリバリーシャフト

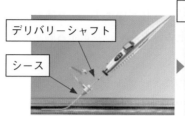

デリバリーシャフト

シース

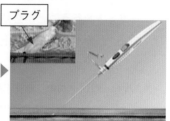

プラグ

カテーテル等をシースから抜去したあと、デリバリーシャフトを挿入する。

プラグが血管壁外側に留置され、血液や体液中の水分を吸収して膨張し、止血を行う。

（写真・資料提供：Cardinal Health Japan合同会社）

パークローズ PROGLIDE（Perclose ProGlide®）

- 大腿動脈または大腿静脈穿刺部を、丈夫な糸で縫合することで止血を行います。
- 基本は8Fr.までが対応ですが、経皮的大動脈弁置換術（TAVI→p.125）などでは、十字にかけることでより大きなサイズのシースも止血を行うことができます。

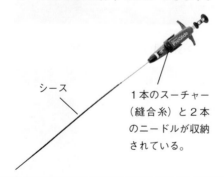

シース

1本のスーチャー（縫合糸）と2本のニードルが収納されている。

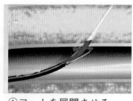

①フットを展開させる。

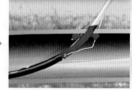

②ニードルを展開させリンクとスーチャーを合体させる。

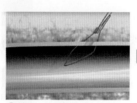

③前もって結ばれたノットがつながっている。

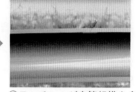

④スーチャーが血管組織を合わせ治癒を促す。

（写真・資料提供：アボットメディカルジャパン合同会社）

その他

- 海外では、MYNX CONTROL™（Cardinal Health社）やMANTA®（Teleflex社）などがあり、日本への導入が待たれています。

── プラスα ──

遠位橈骨動脈のエコーガイド下での穿刺

❶エコーガイド下での血管穿刺

- 鎖骨下静脈、内頸静脈、透析内シャントなどの内径が10mm近くある静脈の穿刺には、エコーガイドを行うことが必須とされています。こうすることにより、静脈の中心部を確実に穿刺でき、穿刺成功率の向上のみならず、並走する動脈の誤穿刺を予防することができるのです。

- 12Fr.（内径4mm）以上のカテーテルやシースを大腿動脈に挿入する場合（例えばTAVI→p.125）には、特に止血後の出血性合併症発生を予防するためにもエコーガイド穿刺が用いられます。

❷遠位橈骨動脈穿刺

- 他の血管に対するエコーガイド下穿刺法は、遠位橈骨動脈穿刺ではあまり役立ちません。その理由としては、遠位橈骨動脈の内径は他の動静脈と比べて格段に細く、その内径は2.0mm程度しかない（図の右列にある数字の単位はcmです）ことが第一に挙げられます。

- 皮膚から数mmの浅い部分を走行しているため、プローブとしては22MHzなどの高周波超音波を用いるものが望ましいです。しかも、遠位橈骨動脈は大腿動脈に比べても柔軟性があり、穿刺針の圧力で容易に押され、その内腔がつぶれてしまいます。

▼針先で押しつぶされる前の遠位橈骨動脈

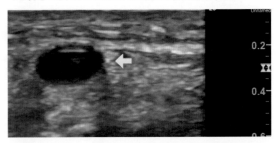

▼針先で押しつぶされた遠位橈骨動脈

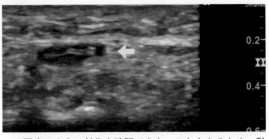

この写真のように針先を確認できないこともあるため、動脈が押しつぶされていることを確認する。

- 遠位橈骨動脈穿刺に用いる穿刺針は21G以下の細い針であり、当然のことながら針先による超音波乱反射は、太い動静脈で用いられる18Gの穿刺針に比べて少ないので、エコー画面で針先を認識することははるかに難しく、条件によっては穿刺時に針先そのものを認識できない場合もあります。このような場合には、動脈のきちんと中心部分で押しつぶされているかどうかが、針先位置の推定に役立ちます。

- 遠位橈骨動脈は非常に柔軟な動脈なので、容易に針先によって押しつぶされますが、針先が動脈の中心をとらえていなければ、動脈の片側（写真の例では右側）が、中心部分よりも圧迫されます。さらによく見ると針先の高輝度反射部分が動脈内腔より外れて見えます。

▼穿刺針が橈骨動脈の左側にずれている

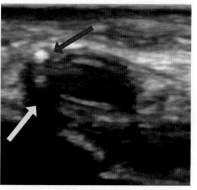

針先反射が非常に鮮明に見える例（赤矢印）。黄色矢印は針の後側のシャドー

❸エコーガイド下遠位橈骨動脈穿刺の注意点

- 最大のエコー反射を得ようとするならば、術者が穿刺時に気をつけなければならない点として、次の3点が挙げられます。

| 注意① | 超音波プローブと穿刺針は直交するように |

これによりプローブから発射された超音波が最も効率よく穿刺針に反射され、プローブでとらえることができます。

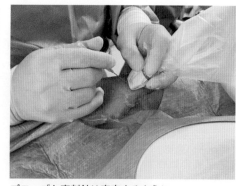

プローブと穿刺針は直交するように

| 注意② | 穿刺針先端の鋭利切り込み部を皮膚に向ける |

これにより反射する超音波を最大化できます。

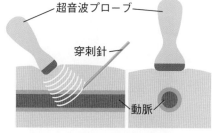

穿刺針先端の鋭利切り込み部を皮膚に向ける。

239

注意③	超音波による動脈の深さの1.4倍 離れた部位から皮膚穿刺を開始する

動脈の深さの1.4（≒ルート2）倍離れた部位（右図A）で穿刺を行えば、動脈の深さまで針先が到達したときに、最大限のエコー反射が得られるので穿刺が容易になります。超音波プローブと遠位橈骨動脈、そして穿刺針が形成する直角二等辺三角形を考えれば、エコーが示す動脈の深さ×1.4で皮膚穿刺すると、動脈部位を最も効率よく映像化できることがわかるでしょう。

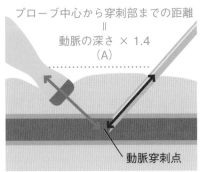

プローブ中心から穿刺部までの距離
＝
動脈の深さ × 1.4
（A）

動脈穿刺点

プローブ、動脈穿刺点、穿刺針が直角二等辺三角形を形づくるように

❹遠位橈骨動脈穿刺の場合、穿刺成功後もワイヤー挿入は慎重に

- 遠位橈骨動脈から近位橈骨動脈までの間では、橈骨動脈は立体的に枝分かれしているため、挿入するワイヤーとしては親水性コーティングされたアングル型ワイヤー（→p.223）が、枝の選択とワイヤーによる穿孔を防ぐために必須です。
- 下の図は、遠位橈骨動脈穿刺に成功したものの、シース付属のワイヤーを正しい経路に進めることができなかった例です。PCI用のFielder-FCワイヤーを用いて正しいルートに導き、最終的にシース付属ワイヤーを進めることができました。

▼遠位橈骨動脈穿刺からPCI用のFielder-FCワイヤーを用いた例

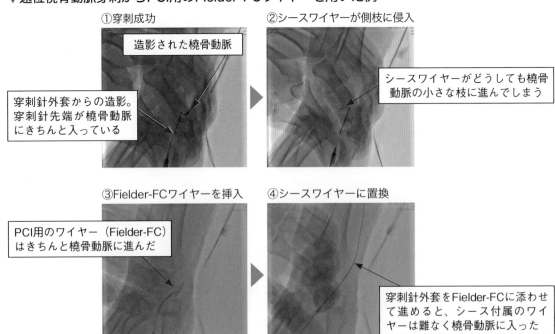

①穿刺成功

造影された橈骨動脈

穿刺針外套からの造影。穿刺針先端が橈骨動脈にきちんと入っている

②シースワイヤーが側枝に侵入

シースワイヤーがどうしても橈骨動脈の小さな枝に進んでしまう

③Fielder-FCワイヤーを挿入

PCI用のワイヤー（Fielder-FC）はきちんと橈骨動脈に進んだ

④シースワイヤーに置換

穿刺針外套をFielder-FCに添わせて進めると、シース付属のワイヤーは難なく橈骨動脈に入った

索 引

解剖生理から検査・治療・看護まで

やさしくわかる心臓カテーテル［第2版］

2014年 9 月 3 日　第1版第1刷発行	監　修　齋藤　滋
2019年 7 月10日　第1版第7刷発行	編　集　高橋 佐枝子、島袋 朋子
2020年10月 5 日　第2版第1刷発行	発行者　有賀　洋文
2024年 7 月10日　第2版第5刷発行	発行所　株式会社　照林社

　　　　　　　　　　　　　　　　　〒112-0002
　　　　　　　　　　　　　　　　　東京都文京区小石川2丁目3-23
　　　　　　　　　　　　　　　　　電話　03-3815-4921（編集）
　　　　　　　　　　　　　　　　　　　　03-5689-7377（営業）
　　　　　　　　　　　　　　　　　https://www.shorinsha.co.jp/
　　　　　　　　　　　　　　印刷所　共同印刷株式会社

検印省略（定価はカバーに表示してあります）
ISBN978-4-7965-2497-1
©Shigeru Saito, Saeko Takahashi, Tomoko Shimabukuro/2020/Printed in Japan